"원인을 알면 극복이 보인다"

만성피로증후군

의학박사 코오다 미쓰오 저
김 기 준 편역

건강혁명 니시 건강시리즈 10

"원인을 알면 극복이 보인다"

만성피로증후군

의학박사 코오다 미쓰오 저
김 기 준 편역

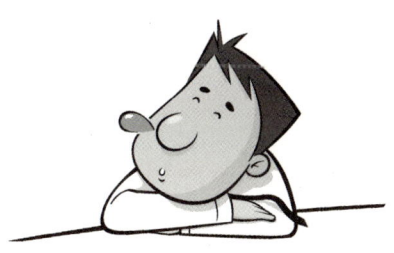

형설Life

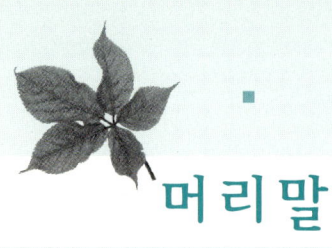

머리말

사회가 발달하고, 문화생활이 완비된 속에서 오랫동안 거주하는 현대인에게 원인 불명이라고 생각되는 피로가 오래 계속되어 고생하고 있는 사람들이 적지 않다.

이 사람들은 자기에게 어딘가 틀림없이 나쁜 곳이 있다고 생각하여 병원이나 진료소에 가 여러 가지 검사를 받아 보지만, 이렇다 할 명백한 이상은 인정되지 않는다.

이와 같은 환자들에게 자율신경실조증이라든가 심신증 등의 병명을 일단 붙여서 비타민제나 정신안정제 등의 약을 투여하고 있다.

그러나 최근 들어서 이들 환자들 중에서 '만성피로증후군'이라고 하는 병명에 해당되는 것이 많다는 것을 알게 되었다.

매일 계속되는 전신의 나른함, 미열, 목 아픔, 발 관절의 아픔, 어깨나 등의 아픔과 나른함, 허리의 나른함, 두통 등의 증상이 나타나고 있는 사람은 일단 자기는 '만성피로증후군'이라고 하는 병은 아닌가 하고 의심해 볼 필요가 있다.

필자의 병원에는 이와 같은 환자들이 많이 와 있다.

필자는 동양의학의 연구를 다년간 계속해 오는 가운데, 이 만성피로증후군의 환

P/r/e/f/a/c/e

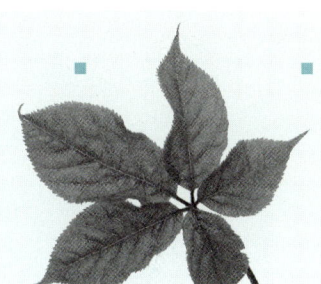

자들이 실은 '둔중(鈍重)신장'(신장이 피로하여 그 기능이 저하되어 있는 증세), 즉 신장이 몹시 피로해 있고, 그 원인이 발의 고장에 있다는 것을 잘 알게 되었다.

 이 '둔중신장'의 환자들은 먼저 '소식'을 지키고, 유명한 니시(西) 선생 창안의 니시(西式)건강법을 실행함으로써 눈에 띄게 건강하게 되어 극심한 피로감도 완전히 가셔져 버리는 증례가 많이 나타난 것이다.

 이들 증례를 한 권의 책으로 정리하여 발표한 것이 이 책이다.

 이번에 자연의학의 대권위자 김기준 선생이 이 책을 한국어로 번역하게 된 것은 대단히 고마운 일이다.

 한 사람이라도 많은 환자들이 이 책을 읽어서 건강을 회복함과 아울러 현재 건강한 사람들도 피로를 예방하기 위해서 이 책을 응용해 주실 것을 염원하면서 머리말로 대신하는 바이다.

오사카 대학 강사
코오다 미쓰오 씀

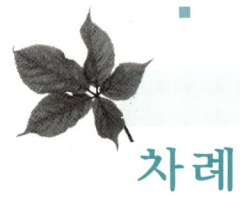

차례

머리말 / 4

제1부 만성피로증후군이란 무엇인가?

제1장 총론 / 11
첫머리에 _ 11
만성피로증후군(CFS)이란? _ 14
CFS의 원인 및 병태규명의 현상 _ 18
   CFS의 원인 _ 18
   CFS의 병태연구의 내용 _ 20
CFS 치료에 골몰하라 _ 25

제2장 CFS를 생활습관병으로서 포착한다 / 29
바른 생활을 하는 사람에게 병은 없다 _ 30
병 고치기는 버릇 고치기 _ 33
   마음의 버릇 _ 35
   육체상의 버릇 _ 42
   육체상의 버릇 고치기 _ 51

Contents

제2부 건강합숙 사례

제1장 만성피로증후군 극복의 모임 / 87
처음에 _ 87
만성피로증후군 입원합숙의 의의와 성과 _ 89
나의 코오다요법 체험 _ 92
끝으로 _ 99

제2장 건강합숙의 내용 / 100

제3장 건강합숙의 성적 / 101
건강상태(자각증상 등)의 변화 _ 101
검사성적의 변화 _ 111

제4장 참가자의 체험기와 그에 대한 코멘트 / 117

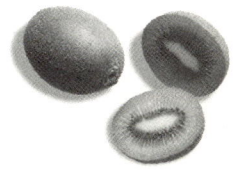

부록 니시(西式)건강법 6대법칙 도설

평상침대 _ 235
경침 _ 236
금붕어운동 _ 236
모관운동 _ 237
합장합척운동 _ 238
배복운동의 준비운동 _ 239
배복운동의 본운동 _ 240

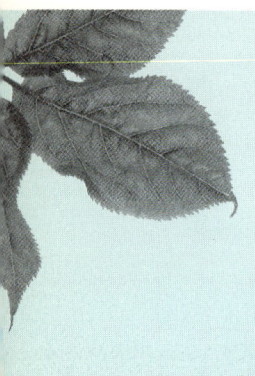

제 1 부

만성피로증후군
이란 무엇인가?

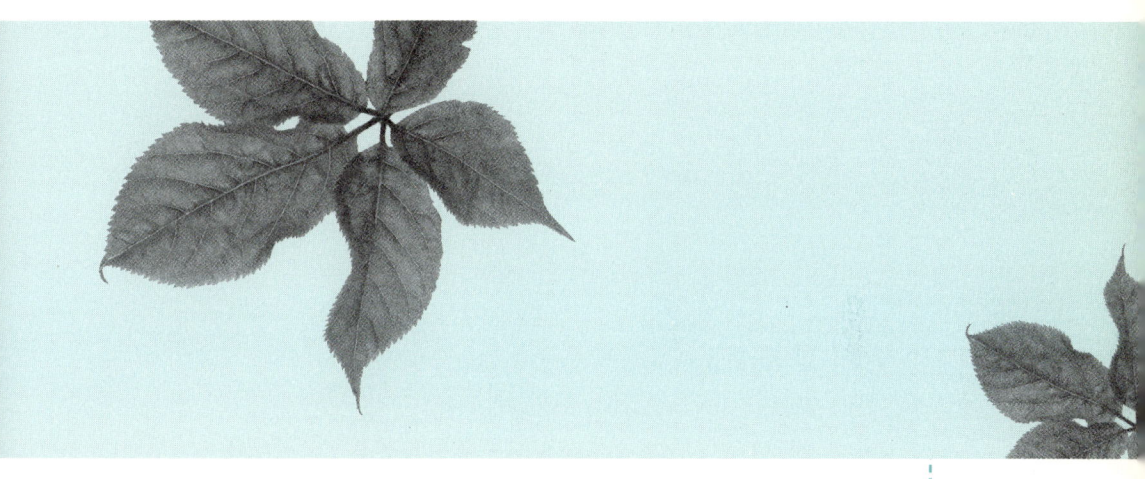

제1장 총론
제2장 CFS를 생활습관병으로서 포착한다

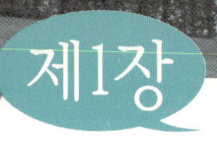

총론

h·e·a·l·t·h

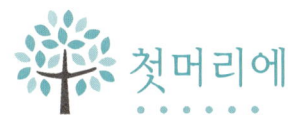

 우리들이 '오늘은 지쳤구나'하고 느끼는 것은 일상생활 속에서 종종 체험하는 것이며, 특히 드러내서 걱정할 필요가 없는 경우가 대부분이다.
 집에 돌아가 하룻밤 푹 자면 다음 날 아침은 완전히 피로가 가셔지고, 상쾌한 기분으로 일어나 다시 힘차게 직장으로 나가는 일을 되풀이하고 있는 사람들도 많을 것이다.
 그러나 이 피로가 그렇게 간단하게 해소되지 않고 다음 날로 넘어가거나 혹은 그것이 매일 계속되는 경우에 문제가 되는 것이다.

세간에는 이와 같은 피로감이나 전신권태감이 물경 반 년, 1년 아니 수년 간이나 지속되고 있는 사람들도 있다.

이렇게 되면 대부분의 사람들은 걱정이 될 것이다. 내 몸은 어딘가 나쁜 것임에 틀림없다고 하는 불안을 지니면서 매일 지내게 되는 셈이겠지만, 주위의 사람들로부터는 '한 번 병원에 가서 여러 가지 검사를 해 보면 어때'라고 권고를 받고, 우선 근처 병원으로 진찰을 받으러 간다.

병원에서는 문진에서부터 진찰 및 혈액이나 오줌 등의 검사를 받은 결과, 의사에게 호소하는 증상의 심함 치고는 별로 이렇다 할 이상이 인정되지 않는다. '이것이라면 그렇게 걱정할 것은 못 되요. 당분간 기분을 편하게 하고 휴향해 봄이 어떨까요'라고 의사로부터 격려의 말을 듣고 돌아오는 사람들도 적지 않다.

그래서 병원에서 받아온 비타민제나 소화제 등을 당분간 복용해 보지만, 피로감은 조금도 호전되지 않으므로 다시 불안감만 더해져 오게 된다.

'저 병원 선생은 과연 나의 병상을 정확하게 파악하여 진단을 내렸을까'하는 불신의 생각이 생겨 이번에는 조금 멀지만 설비도 잘 갖추어진 종합병원에서 진찰을 받아 볼까 하고 곧 진찰을 받게 된다.

이 병원에서도 또한 문진·진찰·검사와 같이 동일한 수순으로 조사를 받았지만, 역시 앞의 병원과 마찬가지로 '특히 걱정할 만한 이상은 인정되지 않습니다'라고 하는 답이 되풀이될 뿐, 조금도 납득하지 못한 채 귀가하게 된다. 조제해 받은 약은 전신권태감 외에 두통이나 등 아픔, 거기에 불면도 호소했으므로, 비타민이나 소화제 외에 진통제와 정신안정제가 가미되었을 뿐이다.

그런데 이와 같은 약을 몇 달간 계속해서 복용해도 조금도 병상이 호전되지 않으므로, 이번에는 시내에서도 유명한 대학병원으로 병원을 옮기는 형편으로, 환자들은 잇달아 병원이나 진료소를 바꾸어서 치료를 받고 있지만, 결국은 어딜 가도 대동소이한 치료법으로 병을 근본적으로 치료할 수 없다.

그래도 역시 끈기 있게 통원하다가 마침내는 자율신경실조증이라든가 노이로제나 심신증 등의 병으로 처리되어 환자로 받아들이지 않는 선생들도 적지 않다.

그 때문에 이 현대의학의 치료에 실망한 환자들은 이번에는 동양의학의 침구나 한방요법 등에 희망을 걸고 치료를 받게 된다.

그러나 이 동양의학에도 두드러진 효과를 얻지 못하고, 다른 민간요법도 희망이 없어 사방이 막힌 상태에 빠져버리는 환자들도 꽤 많다.

이렇게 해서 여러 가지의 치료를 시도해도 성공하지 못하고 전도를 비관하고 있는 환자들 중에 이번에 필자가 취급하는 만성피로증후군(CFS-Chronic Fatigue Syndrome)이 포함되어 있다.

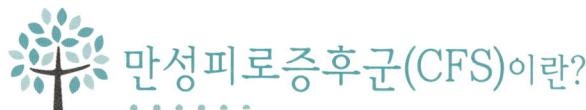

만성피로증후군(CFS)이란?

1984년 미국의 네바다주에서 이 병의 집단발생으로 미국질병대책센터가 조사에 나서서 여러 가지로 검토한 결과, CFS라고 하는 병명이 붙여졌다.

CFS의 경우는 단순히 피로감이나 전신권태감이 오래 계속될 뿐만이 아니라 그 밖에 두통이라든가 사지의 관절통, 목 아픔 등의 증상이 수반되고 그 외에 귀찮은 것은 미열이 쭉 계속된다고 하는 것이다. 그 밖에 근력저하라든가 수면장애 등도 있으며, CFS 특유의 진단기준도 정해졌다.

일본에는 1990년 잡지의 기사로 소개되어서 매스컴 등에서도 관심이 높아지고, 1991년에는 후생성에 CFS 연구반이 발족했다.

일본에서의 후생성의 CFS 진단기준은 〈표 1〉과 같다.

〈표 1〉을 보면 알 수 있듯이, CFS는 단순한 피로감만이 아니고, 완고한 미열, 목 아픔, 사지의 관절통이나 등 아픔 등도 수반되어 있고, 이들의 증상이 매일 계속되므로, 이렇게 되면 환자들에게는 큰일인 것이다.

미열이 있고 목 아픔도 수반되어 있을 때, 어떤 사람과 조금 긴 시간 대화를 나누는 경우, 그 후에는 갑자기 피로하게 되어 맥 빠지게

표 1 ▶▶▶ CFS의 증상(후생성의 진단기준에서)

1	미열(겨드랑이에서 37.2~38.3도) 내지 오한
2	인두통(목 아픔)
3	목 또는 겨드랑이 아래의 임파절의 종창
4	원인불명의 근력저하
5	근육통 내지 불쾌감
6	가벼운 작업을 하고 나서 2시간 이상 계속되는 전신권태감
7	두통
8	부기나 붉은 기가 수반되지 않는 이동성의 관절통
9	정신신경증상(잊음, 사고력 저하, 우울 등)
10	수면장애(과면, 불면)

(이상의 증상 중 6개 이상의 증상이 있고, 6개월 이상 지속된다든지 되풀이된다든지 한다.)

되는 일도 종종 있으며, 이럴 때 CFS의 환자들은 지옥 속에 있는 기분이 된다. 따라서 그들은 어떻게든지 이 고통으로부터 벗어나려고 필사적으로 근치법을 구하고 있는 것이다.

그런데 실제는 병원에 가서 진찰을 받고 여러 가지 검사를 받아봐도 이렇다 할 확실한 진단을 얻지 못하고, 따라서 근치법도 모른다. 단순한 대증요법에 시종하고 있는 의료기관도 적지 않다.

특히 최근에 와서 이 CFS의 원인이라고 생각되는 것이 잇달아 규명되고 있어, 머잖아 그 본체가 확실히 밝혀질 날도 멀지 않다고 생각되지만, 나무를 보고 숲을 보지 못하는 시야의 협소함이 있는 것이 아닌지 필자는 걱정이 된다.

표 2 ▶▶▶ 문진표(問診表)

이 문진표는 당신의 현재의 병상과 병의 경과를 아는 것에 참고가 되므로, 진찰을 받기 전에 이전에 내원했을 때부터 오늘까지의 병상이나 알게 된 것에 대하여 기입해 주십시오.

증상			정도			
피로·권태감		0. 증상 없음	1. 약함	2. 조금 강함	3. 강함	
미열		0. 증상 없음	1. 때때로 있음	2. 언제나 있음	3. 열은 없지만 한기가 있음	
목 아픔·부어오름		0. 증상 없음	1. 약함	2. 조금 강함	3. 강함	
임파선의 아픔·부어오름		0. 증상 없음	1. 약함	2. 조금 강함	3. 강함	
근력의 저하		0. 증상 없음	1. 약함	2. 조금 강함	3. 강함	
근육통		0. 증상 없음	1. 약함	2. 조금 강함	3. 강함	
일 한 후의 피로·권태감		0. 증상 없음	1. 약함	2. 조금 강함	3. 강함	
두통		0. 증상 없음	1. 약함	2. 조금 강함	3. 강함	
관절통		0. 증상 없음	1. 약함	2. 조금 강함	3. 강함	
수면의 이상	과면	0. 증상 없음	1. 약함	2. 조금 강함	3. 강함	
	불면	0. 증상 없음	1. 약함	2. 조금 강함	3. 강함	
눈이 부셔서 아찔해지는 일이 있는가		0. 전혀없다	1. 거의없다	2. 때때로 있다	3. 자주 있다	
눈 앞의 일부가 보이지 않는 일이 있는가		0. 전혀없다	1. 거의없다	2. 때때로 있다	3. 자주 있다	
잊어버리는 일이 있는가		0. 전혀없다	1. 거의없다	2. 때때로 있다	3. 자주 있다	
흥분하는 일이 있는가		0. 전혀없다	1. 거의없다	2. 때때로 있다	3. 자주 있다	
머리가 멍해지는 일이 있는가		0. 전혀없다	1. 거의없다	2. 때때로 있다	3. 자주 있다	
사고력이 저하하는 일이 있는가		0. 전혀없다	1. 거의없다	2. 때때로 있다	3. 자주 있다	
집중력이 저하하는 일이 있는가		0. 전혀없다	1. 거의없다	2. 때때로 있다	3. 자주 있다	
우울상태가 되는 일이 있는가		0. 전혀없다	1. 거의없다	2. 때때로 있다	3. 자주 있다	

현재 당신의 상태를 아래의 0~9 중에서 골라서 숫자에 ○을 붙여 주십시오.
0 : 권태감이 없고 평상의 사회생활을 할 수 있고, 제한받는 일 없이 행동할 수 있다.
1 : 보통의 사회생활을 할 수 있고, 노동도 가능하지만, 피로감을 느끼는 일이 종종 있다.
2 : 보통의 사회생활을 할 수 있고, 노동도 가능하지만, 전신권태감 때문에 종종 휴식이 필요하다.
3 : 전신권태감 때문에 한 달에 며칠은 사회생활이나 노동을 할 수 없고, 자택에서 휴식이 필요하다.
4 : 전신권태감 때문에 주에 며칠은 사회생활이나 노동을 할 수 없고, 자택에서 휴식이 필요하다.
5 : 통상의 사회생활이나 노동은 곤란하다. 가벼운 작업은 가능하지만, 주중 며칠은 자택에서 휴식이 필요하다.
6 : 컨디션이 좋은 날에는 가벼운 작업은 가능하지만, 주중 50% 이상은 자택에서 휴식하고 있다.
7 : 신변일은 할 수 있고 보호도 필요 없지만, 통상의 사회생활이나 가벼운 노동은 불가능하다.
8 : 신변의 어느 정도 일은 할 수 있지만, 때때로 보호가 필요하고, 낮의 50% 이상은 잠자리에 들어 있다.
9 : 신변의 일도 못하고, 언제나 보호가 필요하고, 종일 취침을 필요로 하고 있다.
무엇인가 알아차린 것이 있으면 기입해 주십시오.

    이 문제에 대해서는 다시 뒷장에서 말하겠지만, 우선 현재까지 분명하게 나타난 CFS의 원인이나 치료법을 조금 소개해 두려고 한다.

    그러나 그 전에 여러분이 만일 건강을 나쁘게 하고, CFS를 의심하여 진찰을 받을 경우, 〈표 2〉와 같은 문진표(問診表)를 이용하여 CFS 진단의 자료로 삼을 수 있다.

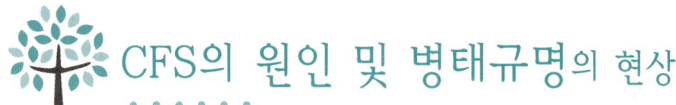

CFS의 원인 및 병태규명의 현상

1_CFS의 원인

① 세균 또는 바이러스에 의한 감염?

CFS가 최초로 미국의 네바다주에서 집단발생(?) 했다고 해서 미국질병대책센터(CDC)가 조사에 착수하여 그 원인을 규명하기 위한 연구가 시작된 일도 있는데, 처음에는 무슨 병균이나 바이러스에 의한 감염증은 아닐까 생각되었다.

그 때문에 일본에서 만들어진 후생성의 CFS 연구반에서 반장에는 오사카 대학 미생물병 연구소의 기타니 교수가 맡았다.

따라서 이 병의 원인은 무슨 세균 또는 바이러스에 의한 감염이 아닐까 하는 가상을 토대로 연구가 시작되었다는 경위가 있다.

지금까지는 대표적인 바이러스로 EB 바이러스 HHV-6 및 코스사키 B 바이러스 등이 연구의 대상이 되어 있다.

또한 최근에는 말의 보르나병의 바이러스가 변이된 바이러스에 의하여 CFS가 발병한다고 하는 연구성과도 보고되고 있다. 이것은 사카이 시민병원 명예원장 기타니 교수가 전에 오사카 대학 미생물병 연구소에서 CFS의 환자들 89명에 대하여 보르나병 바이러스의 항체

유무를 조사해 보았다. 그 결과 30명이 항체 양성으로 나왔으며 건강한 사람 100명을 조사해 보니 항체 양성은 겨우 두 사람뿐이고, 나머지 98명은 전부 음성으로 나왔다.

이것은 환자의 혈액세포에서 바이러스의 유전자를 검출하여 그 배열을 조사하는 것으로, 결국 말의 보르나병 바이러스가 변이된 형태라는 것이 판명된 것이다.

그 결과 CFS의 원인바이러스는 이것이라고 하여 이 바이러스의 백신을 만들면 CFS의 치료에 유효하지는 않을까 하고 기대하고 있다.

② 스트레스에 의한 것?

한편 CFS는 스트레스가 원인이라고 하는 학설도 그 근거가 차차로 명백해지고 있다.

데이쿄 대학 제1내과의 아이지 선생 등은 스트레스가 강한 CFS 환자에서는 요중의 카테콜아민(호르몬의 일종으로, 아드레날린, 노르아드레날린 및 도파민이 포함되어 있다)이 상승해 있고, 뇌의 기질적 이상은 MRI나 SPECT 등의 검사에서 인정되지 않았지만, 모든 증례에서 뇌의 혈류저하가 보였다고 하는 보고를 하고 있다.

더구나 스트레스가 강할수록 혈류의 저하가 심해지고, 기억력의 저하나 집중력의 저하 등의 증상이 강해진다고 하는 것이다. 따라서 또한 '우울병'에 닮은 정신신경증상이 나타나게 되는 셈이다.

또한 정신적·신체적 스트레스가 신경계나 면역계에도 이상을 일으키고, 그것이 또한 내분비계에도 악영향을 미쳐서 밸런스를 어긋나게 하게도 된다. 그 결과로서 CFS 특유의 여러 가지 증상이 집요하게 계속되어 환자들을 괴롭히게 되는 셈이다.

이상과 같이 CFS의 원인을 규명하기 위한 연구는 정력적으로 추진되고 있지만, 아직 그 본체는 수수께끼인 채로 있다.

2_CFS의 병태연구의 내용

한편 CFS에 의하여 일어나는 여러 가지의 증상의 이면에 어떠한 체내의 변화가 일어나고 있는가 하는 병태에 대하여 이것을 면역학의 면으로부터, 또한 생화학이나 내분비의 면 등으로부터 명백하게 하려고 전문가들의 연구도 진행되고 있다.

그들의 내용을 소개하고 싶은 생각이 있지만, 조금 전문적인 분야에 지나치게 들어가기 때문에 본서에서는 간단하게 그 개략적인 것만을 취급해 두기로 한다.

① 아실카르니틴(ACR)과 CFS와의 관련

ㄱ. 아실카르니틴(ACR)이 저하한다

우선 첫째로 특기해야 할 것으로서는, 대사계의 이상으로서 아실카르니틴이 CFS의 환자들에게는 저하해 있다는 것이 판명되어 왔다. 이것은 기타니 선생의 조사에서 명백하게 되었다. 아실카르니틴이라고 하는 것은 우리들의 몸 속에서 각 세포가 에너지를 만들어 낼 때에 관여하고 있는 것이다.

세포 속에는 에너지를 만들어 내는 미토콘드리아라고 하는 공장이 있다. 이 미토콘드리아는 에너지원으로서 장쇄지방산(長鎖脂肪酸)(예 : 리놀산이나 아라키돈산 등)을 들여 넣어, 이것을 분해하여 에너지를 만들어 낸다.

이 미토콘드리아가 장쇄지방산을 들여 넣을 때, 단독으로 들여 넣는 것이 아니고 아실카르니틴과 결합된 형으로 들여 넣는다. 따라서 만일 아실카르니틴의 양이 부족하면 에너지를 만들어 내는 조직에 중대한 지장이 생기게 된다.

그런데 CFS의 환자들을 조사해 보니, 이 아실카르니틴이 저하해 있다는 것이 판명되었다. 이어서 오사카 대학의 혈액·종양내과의 강사 구라츠네 선생은, 308예의 건강인과 146예의 CFS 환자들에 대하여 혈액 중의 카르니틴(후리카르니틴과 아실카르니틴)을 측정해 보았다. 그것에 의하면 〈표 3〉과 같은 결과가 나왔다.

〈표 3〉에서 알 수 있는 바와 같이, CFS의 환자들은 남녀 다같이 건강한 사람들보다 아실카르니틴이 현저하게 저하해 있다. 다른 한편, 후리카르니틴 쪽은 남녀 다같이 건상자도 CFS 환자도 차이는 인정되지 않았다.

이상과 같은 아실카르니틴의 저하는 미토콘드리아 내에서 에너지를 만들어 내는 조직에 무슨 이상이 생기고 있는 증거라고 생각된다.

CFS 환자들이 호소하는 완고한 전신권태감이나 피로감, 거기

표 3 ▶▶▶ 혈액 중의 아실카르니틴의 측정

			농도(μm)
아실카르니틴 (평균치)	건강인	남	13.4
		여	15.5
	CFS 환자	남	9.7
		여	9.4

에 근력저하 등의 증상도 이 에너지 생산의 이상과 관련되어 있다고 보면 틀림없을 것이다.

사실 CFS의 환자들을 치료하여 증상이 호전되면, 혈중의 아실카르니틴도 상승한다고 하는 증례를 구라츠네 선생도 보고하고 있다. 따라서 이것이 CFS의 치료에 응용하게 된 것이다.

즉, CFS의 환자들에게 아실카르니틴을 투여한다고 하는 시도이다. 이 시도가 주효하여 아실카르니틴의 투여를 받은 CFS의 환자로서 증상이 호전된 사람도 나타나게 되었다.

따라서 이 아실카르니틴을 CFS의 치료약으로서 응용하는 것이 현대의학자들 사이에 늘어날 것이라고 생각된다.

과연 이 시도가 실제로 얼마만큼의 효과를 발휘할 것인가 금후의 연구에 기대를 걸어 본다.

ㄴ. 해외에서의 아실카르니틴의 연구

한편 해외에서도 이 아실카르니틴에 주목하여 연구가 추진되고 있으며, 여러 가지가 규명되어져 왔다.

우선 스웨덴의 웁사라 대학에서의 연구성과로 아실카르니틴은 지금까지 뇌 안에는 들어가지 않는다고 생각되고 있었는데, 아실 카르티닌의 아세틸기가 대량으로 들어 있는 것이 확인되었다는 것이다.

또한 이 아세틸기는 다만 뇌 안에서 에너지를 만들어 내기 위해서 쓰여질 뿐만 아니라 글루타민산이나 γ-아미노락산(GABA)의 생합성에도 쓰여지고 있다는 것이 판명되었다. 또한 카로린스카야 연구소의 연구에서는 CFS의 환자들은 뇌에 아세틸기의 수용이 감소해 있다는 것이 확인되고 있다.

그 밖에 또한 ACR는 최근의 의학회에서 화제가 되어 있는 아포프토시스(Apoptosis-희랍어로 낙엽이라고 하는 뜻, 즉 프로그램된 세포사를 일컬음)를 억제한다든가 건망을 방지하는 효과가 있는 등의 약리학적 작용도 보고되고 있다.

그 위에 또한 ACR는 면역세포를 활성화시키는 작용도 있다는 것이 판명되어져 왔다. 따라서 ACR를 이용해서 저하된 면역세포의 기능을 활성화시키는 치료법이 금후 개발되리라고 기대되는 셈이다.

이 문제에 대해서는 일본에서도 쿄토 대학 방사선 생물연구센터의 교수였던 고 우치다 선생이, CFS의 환자들은 NK(내추럴 킬러) 세포의 활성이 저하해 있다는 것을 수십의 증례에서 확인하고 있다.

NK 세포의 활성을 높이는 데는 인터로이킨 2(사이토카인의 일종)가 정보 전달의 역할을 하고 있는데, 이 전달이 바르게 행하여

지지 않기 때문이라고 하는 것이다.

우치다 교수는 CFS의 환자들에게 한방약을 사용하였던 바, NK 세포의 활성을 되돌리는 데 효과가 있었다는 보고를 하고 있다. 그 위에 NK 세포의 활성이 나타난 CFS의 환자들은 그 때까지 있었던 집요한 증상이 호전됐다고 하였다.

따라서 CFS의 치료법으로서 한방약에 주목하기 시작한 전문가들도 적지 않다.

ㄷ. CFS와 β-엔돌핀과의 관계

β-엔돌핀이란 최근 베스트셀러가 된 하루야마 선생의 유명한 저서 「뇌내혁명」 속에서 주역을 맡고 있는 호르몬을 일컫는 것으로, 모르핀과 비슷한 진통작용을 갖고 있다. 이 β-엔돌핀의 농도가 CFS의 환자들에서는 저하해 있다는 것을 나고야 시립 대학의 마쓰모토 조교수 등이 확인하고 있다.

CFS의 환자들이 끈질긴 관절통이나 등 아픔 등을 호소하는 것은 이 β-엔돌핀이 부족해 있기 때문이라는 것으로, 잘 납득될 수 있는 것이 아닌가. 만일 CFS에 대해 정확한 치료법이 개발된다고 하면, 반드시 이 β-엔돌핀의 농도저하도 회복될 것이라고 생각될 것이다. 과연 그렇게 될까?

필자가 뒷장에서 CFS의 환자들에게 권하는 '생활습관 개선법'이 정말로 효과가 있나 없나를 과학적으로 확인하기 위해서는 이와 같은 β-엔돌핀농도의 측정도 꼭 해 둘 필요가 있다고 생각한다.

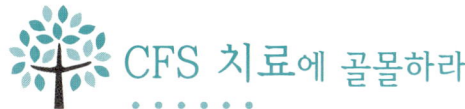

CFS 치료에 골몰하라

이 CFS라고 하는 질환을 '어떻게 하면 극복할 수 있는가'라고 하는 문제인데, 현대의학에서의 본태규명이 아직 완성되어 있지 않는 상태에서 그 근치법의 개발은 아직은 기대될 수 없다고 하겠다. 따라서 당분간은 대증요법을 잘 행하여 환자들의 고통을 조금이라도 경감해 드린다고 하는 것이 되지 않을까.

그러니까 현대의학적 치료에 구애됨이 없이 널리 동양의학적 요법 등을 응용할 필요도 당연히 나타나게 된다.

예컨대 한방약의 보중익기탕을 쓰면서 비타민 C도 병용한다고 하는 방법이 현재 응용되고 있다. 비타민 C는 세포를 손상시키는 활성산소의 작용을 억제하고, 한편 보중익기탕은 면역을 정상으로 이끌어서 미열을 내리게 한다고 하는 효과가 있다.

이와 같은 치료법으로 CFS를 근치시킬 수는 없다고 하더라도 어느 정도의 증상개선이 얻어진다면 그래도 좋지 않겠는가 하는 생각으로 임상에 응용하고 있는 의사도 적지 않을 것이다.

한편 CFS의 환자들에게는 '우울'증상이나 '사고력 저하'라고 하는 정신신경증상도 잘 보이기 때문에 내과보다도 심료내과라든가 정신과의 영역에서 치료가 행하여지는 경우가 많다. 만일 CFS의 환자가 심한 스트레스가 원인이 되어 발병한 경우에는 심료내과 등에서 행하여지고 있는 카운슬링이나 내관(內觀)요법도 유효하다고 생각된다.

간사이복지과학 대학의 시미즈 사회복지학부장(정신의학)은 지금까지 약 100명의 CFS의 환자들을 진단하였는데, 그 중에는 가벼운 우울병의 환자들도 꽤 들어 있다는 것이다. 이와 같은 환자들에게는 항울제나 상담에 의하여 증상이 개선되는 예가 많다고 말하고 있다.

한편 구마모토 대학 의학부의 미이케 교수(소아발달학)는 아이들의 CFS에 호르몬제 등을 써서 효과를 올리고 있다. 그리고 미이케 교수는 '등교하지 않고 오랫동안 학교를 쉬고 있는 아이들의 약 30%는 CFS가 아닌가'로 보고 있다.

이와 같은 아이들에게 질이 좋은 수면이 충분히 취해질 수 있도록 이라는 목적으로 지금 매스컴 등에서 꽤 붐이 일고 있는 멜라토닌(송과체 호르몬으로, 불면증에 크게 효과가 있다고 하여 떠들어대고 있는 것)이나 정신안정제를 쓰고 있는데, 비교적 좋은 성적이 얻어지고 있는 것 같다.

그 외에는 가고시마 대학 심신의료과의 나카야마 선생으로부터 한 사람의 CFS 환자(남성, 25세)에게 절식요법을 행하여 효과가 있었다는 보고도 있다.

이상 CFS의 치료에 관하여 현재 행하여지고 있는 방법을 대략 소개해 두었는데, 주류는 지금까지는 CFS에 보이는 아실카르니틴의 저하를 어떻게 상승시키는가 하는 것과 면역세포의 일종인 NK 세포의 활성저하를 어떻게 하여 원래대로 복귀시키는가 하는 문제를 해

결하는 쪽으로 연구의 방향을 돌리는 것으로 생각된다.

또한 CFS 발증의 원인으로서 스트레스를 중시하는 사람들에게 있어서 그 해결법의 전개도 금후 흥미있는 문제라고 말할 수 있지 않을까.

한편에서는 CFS의 환자들 중에서 이 CFS를 극복하기 위한 적극적인 활동을 시작하고 있는 모습도 보인다. 이것은 매우 믿음직스러운 일로 장래의 발전이 기대된다.

예컨대 오사카부 야오시에 있는 '만성피로증후군 극복의 모임'이 그것이다. 회장인 마쓰나가 와카코 씨는 난증인 CFS를 훌륭히 극복해 온 체험을 살려서, 같은 병으로 고생하는 사람들을 한 사람이라도 더 많이 구제해 주고 싶다는 자비심에서 이 모임의 선두에 서서 활약하고 있다.

이 모임은 야오 시내에 있는 '야오건강회관 도모노카이(友人會)' 안에 있는 분과회의 하나로, 각각 같은 병의 사람들이 모여 서로 격려하면서 투병생활을 계속하고 있다. 1998년 5월과 6월의 2개월간 이 '만성피로증후군 극복의 모임'의 주체로 CFS 환자들의 건강합숙이 행해졌다. 장소는 야오 시내의 코오다 의원이다. 이 합숙에서의 지도는 불초 필자가 맡게 되었다.

건강합숙의 참가자는 14명으로, 전원이 코오다 의원이 지도하는 '건강법'을 열심히 실행한 결과, 15명 전원에게 '증상의 호전'이라고 하는 좋은 성적이 인정되었다.

이번에 출판하게 된 본서에는 건강합숙 참가자들의 체험기가 게재

되어 있는데, 다년간의 병고에 시달려 앞날을 비관하고 있었던 사람들이 일전하여 희망과 꿈을 되찾은 모습이 넘치고 있다.

'우리들이 맛본 이 귀중한 체험의 즐거움을 우리들만의 것으로 하지 않고, 같은 병으로 고생하고 있는 사람들에게 꼭 전해서 희망의 서광을 줄 수가 있다면 이와 같은 행복한 일은 없다'고 하는 정열과 자비심에서 본서의 출판에도 적극적으로 동참해 왔다.

다른 한편에서는 또한 CFS에 관한 연구내용의 정보를 인터넷을 통하여 같은 병의 환자들에게는 물론, 널리 일반사람들에게도 전달하려고 활동하고 있는 환자들도 있다. 효고현 고베시 거주의 마쓰시마 씨(http://www.bekkoame.ne.jp/"sage -m/cfs/)로, 필자에게도 CFS에 관한 귀중한 자료를 보내 주었다. 깊이 감사하는 바이다.

제2장
CFS를 생활습관병으로서 포착한다

h·e·a·l·t·h

지금까지 CFS란 어떠한 병인가 그리고 병태나 치료법의 연구가 현대의학자들에 의하여 어디까지 진전되어 와 있는가 하는 문제에 대하여 그 개략을 조금 설명해 왔다. 그러나 결국 CFS의 본태는 여전히 밝혀져 있지 않고, 따라서 그 근치법도 개발되어 있지 않은 실정이다.

이런 현실 속에서 CFS의 환자들은 의사들의 치료에 전적으로 자신의 몸을 맡길 수는 없을 것이다. 치료법으로 정말 자기의 병이 나을 것인가 하는 불안감이 언제나 붙어다니고 있을 것이다.

이 사람들을 어떻게든지 구제해 주고 싶다는 생각에서 이번에 필자는 지금까지의 임상경험을 살려 CFS의 치료에 관한 사견을 개진해 보기로 한 것이다. 천학비재이며 미숙한 필자의 사견이 이 CFS를 극복하는 과정에서 어떠한 성과를 올릴 수 있을까 모르겠지만, 필자가 주장하는 이 '건강법'이 CFS를 극복하기 위해서 조금이라도 도움이 될 수 있다면 매우 다행하다고 하겠다.

서두가 조금 길어졌지만, CFS에 관한 필자의 생각 및 그 대책을 이제부터 설명해 가기로 한다.

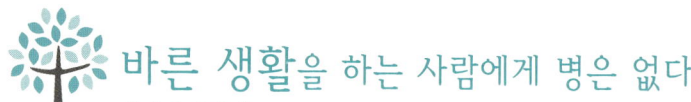
바른 생활을 하는 사람에게 병은 없다

동양의학에서는 예부터 '바른 생활을 하는 사람에게는 병은 없다'고 하는 격언이 있다. 즉, '자연의 법칙에 맞는 일상생활을 계속하고 있는 사람에게는 체내에 있는 자연치유력이 높아져 있기 때문에 여러 가지의 병에 걸리는 일 없이 천명을 다할 수 있다'고 하는 셈이다.

현대의학에서도 종래는 고혈압증이나 암 혹은 당뇨병 등을 '성인병'이라고 부르고 있었지만, 최근에는 그 호칭을 '생활습관병'이라는 이름으로 바꾸었다. 암이든 고혈압이든 우리들이 어릴 때부터 바른 생활습관을 몸에 지니고 있으면 예방할 수 있다는 것이 알려져 왔기 때문이다.

따라서 암이든 고혈압이든 우리들의 생활내용에 잘못이 있고, 그것이 나쁜 습관이 되어서 다년간 계속된 결과 당연히 그렇게 될 수밖에 없어서 그렇게 되었다고 한다. CFS도 필자는 역시 이 생활습관병이라고 하는 생각을 적용시켜도 좋지 않겠는가 주장하고 싶다.

현재 CFS의 원인으로서 무슨 세균이나 바이러스의 감염을 의심하여 연구를 추진하고 있는 전문가들도 적지 않다.

목 아픔과 미열이 오래 계속되는 증상이 CFS의 거의 대부분의 환자들에게 보이는 것을 생각하더라도, 이것은 어떠한 감염증은 아닌가 하고 의심을 가지는 것은 당연한 일이다. 목의 염증이 세균에 의한 것인가 혹은 바이러스에 의한 것이라는 것을 필자 자신도 부정하지는 않는다.

그러나 그것이 만일 감염증이었다고 치고, 그 원인균이 규명되어 거기에 효과적인 항생물질이나 항균약이 개발될 때까지, 혹은 백신을 만들어서 원인균의 감염을 예방하는 치료법이 완성될 때까지 CFS로 고생하고 있는 많은 환자들은 어떻게 되는가? 필자는 이와 같은 생각으로 지금의 시점에서 당장의 구제법을 제창하게 되었다.

한편에서는 CFS의 원인균에 정확한 효과를 나타내는 항생물질이나 백신이 설사 개발된다 하더라도, CFS가 이 사회에서 소멸되어 버리리라고 필자는 생각하지 않는다.

우리들의 생활내용에 잘못이 있고, 그것이 나쁜 습관이 되어서 오랫동안 계속되는 사이에 신체의 저항력도 당연히 쇠약해져 갈 것이다. 이와 같이 약해진 신체에 만일 다른 세균이나 바이러스가 침입해 오면 당연히 감염, 발병이라고 하는 사태로 진전하게 될 것이다. 그리고 저항력이 약하고 자연치유력이 쇠해진 신체로는 그것이 마침내 만성화되어서 언제까지나 귀찮은 증상이 붙어다녀 우리들을 괴롭히게 된다.

그러고 보면 문제는 세균류나 바이러스의 침입을 용이하게 한 '저항력이 약해진 신체'가 아니겠는가. 저항력이 강한 건강한 신체라면 그와 같은 세균이나 바이러스가 쉽게 증식하는 것을 허용하지 않는 면역기능이 갖추어져 있을 터이다.

따라서 지금 우리들이 하지 않으면 안 되는 것은, 비록 CFS의 원인이 어떤 세균이나 바이러스 혹은 스트레스에 의한다고 하더라도 그들 원인을 격퇴시킬 만한 강건한 신체를 만드는 것이어야 하지 않겠는가. 그런 의미에서 CFS를 생활내용의 잘못된 습관병으로 포착하여, 우리들이 그 잘못된 생활내용을 개선하도록 노력하는 것이 먼저 결정해야 될 문제라고 주장하고 싶다.

그래서 다시 원점으로 돌아가 '바른생활이 습관이 되어서 몸에 밴 사람에게는 병이 없다'고 하는 문제에 귀착하게 되는 셈이다. 물론 세상에는 유전적으로 이어받은 병도 적지 않으므로, '바른생활을 하는 사람에게 병은 없다'고 하는 것은 너무나도 극단적인 말로 바르지는 않겠지만, 어떠한 경우에도 예외는 있다. '예외 없는 법칙은 없다'고 하지 않는가.

어쨌든 자연의 법칙에 따른 바른 생활습관이 몸에 밴 사람에게는 대체로 귀찮은 만성병은 그다지 달라붙지 않는 것이라고 보아도 틀림없을 것이다.

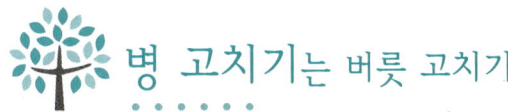
병 고치기는 버릇 고치기

필자에게는 매일같이 현대의학의 치료법을 받아도 낫지 않는다고 하는 난치병(만성관절류머티스, 척수소뇌변성병, 파킨슨씨병, 교원병(膠原病 : 콜라겐의 병〈collagen's disease〉 등)의 환자들이 많이 오는데, 이와 같은 환자들을 다년간 진찰해 보아서 안 것은, 난치병에 걸리는 사람들은 대부분이 나쁜 버릇을 갖고 있다는 것이다. 그 나쁜 버릇을 오랫동안 계속 지니고 있는 사이에 신체의 저항력이 떨어져, 날 때부터 체질과의 상관관계에서 의당 그렇게 되지 않을 수 없어서 된 난치병이다. CFS도 이 예외는 아니라는 것을 다년간의 임상을 통해 잘 알게 되었다.

따라서 이 CFS를 극복하기 위해서는 환자들이 '과연 나에게는 어떠한 나쁜 버릇(습관)이 있는가?' 하는 문제를 겸허하게 반성할 필요가 있다. 나쁜 버릇이라고 해도 그것은 마음의 버릇과 신체의 버릇 양쪽이 있다. 그것이 구체적으로는 어떠한 것인가를 잘 반성해 보아야 한다. 그리고 자각된 나쁜 버릇을 고치기 위해 그것과 단단히 맞붙어야 한다. 이것이 가장 중요한 치료법이 되는 것이다. 치료법의 본질은 결코 약을 복용한다든가 주사를 맞는다든가 하는 것은 아니다. 자신의 잘못된 생활습관을 고치는 것이 치료법의 본질이다.

결국 마음의 버릇 고치기와 신체의 버릇 고치기인데, 마음의 버릇 고치기 쪽이 훨씬 어렵다. 이들 나쁜 버릇을 고치는 데에 어떠한 방법을 실행하면 좋은가. 요컨대 이것은 바른 건강법을 실행한다고 하는 것이다. 그렇다. 바른 건강법을 실행하여 그것을 나날이 계속하는 가운데 나쁜 버릇이 차차로 교정되어 가게 된다.

그렇다면 그 '바른 건강법'이란 어떤 것인가? 이것이 또한 큰 문제가 된다.

필자도 젊을 때부터 큰 병을 되풀이하여 대학을 졸업할 때까지 5년이나 늦어져서 대단히 고생한 경험이 있다. 그 때문에 어떻게든지 해서 건강하게 되려고 생각하여 현대의학의 치료법은 물론, 여러 가지 민간의 건강법에도 관심을 가지고 연구하여 실천을 거듭해 왔다.

그 중에서 '이것이야말로 진짜의 건강법이다'라고 매료된 것이 저 유명한 니시(西式)건강법이었다. 이 건강법을 반 세기 가까이 실천하는 가운데서, 그 훌륭한 진가를 정말로 잘 체득했을 뿐만 아니고, 이것을 많은 환자들에게도 응용하여 주목할 만한 가치가 있다고 생각되는 양호한 성적을 올릴 수가 있었다.

따라서 필자에게는 니시(西式)건강법이야말로 자연의 법칙에 맞는 훌륭한 '건강법'이라는 확신이 있다.

이 건강법을 CFS의 환자들에게도 응용하여 치료에 임하고 있는데, 다른 난치병과 마찬가지로 바르게 응용하고 바르게 실행하면 예외 없이 CFS도 나아진다고 하는 것이 확인되었다. 이번에 코오다 의원에서 행하여진 2개월간의 건강합숙에 참가자 14명 전원에게 증상의 개선이 인정된 것을 보더라도 알 수 있으리라고 생각한다.

이상과 같은 경과에서 CFS를 극복하기 위한 건강법으로서 필자가 신봉하고 있는 '니시(西式)건강법'을 CFS의 환자들에게 응용하여 지도하고 있는 셈이다.

이 니시(西式)건강법의 구체적인 내용이나 실행법에 대해서는 다시 뒷장에서 설명하기로 한다. 상세한 것은「약을 사용하지 않고도 병을 고친다-니시건강요법에 관한 모든 것」(도서출판 형설)을 참고하라.

결론적으로 CFS를 생활습관병으로서 포착한다는 것인데, CFS의 환자들은 과연 어떠한 나쁜 습관(버릇)을 가지고 있을까. 필자의 경험으로는 CFS의 환자들도 다른 만성병의 환자들과 대동소이하게 나쁜 습관을 가지고 있다고 생각하여도 무방하다고 생각한다.

그들의 나쁜 습관을 크게 나누면 역시 마음의 버릇과 신체의 버릇으로 나누게 된다.

1_마음의 버릇

먼저 마음의 버릇인데, 불교경전에는 십계(十界)라고 하는 가르침이 있다. 이것은 우리들의 마음 속에는 열 가지의 다른 내용이 관찰된다고 하는 것이다. 그것을 열거하면 다음과 같다. 즉, 지옥, 아귀, 축생, 아수라(阿修羅), 인간, 천상, 성문(聲聞), 연각(緣覺), 보살, 여래라고 하는 것이다.

지옥의 마음은 원한이라든가 질투 혹은 노여움이라고 하는 것으로, 이와 같은 마음으로 매일 생활하고 있는 사람은 지옥의 세계에 있다고 한다.

아귀의 마음 위에도 아직 더 갖고 싶어 하는 탐욕의 마음이다. 필자를 포함하여 보통사람들도 탐욕의 마음이라는 것이 얼마나 강한가를 언제나 반성하고 있다. 이 탐욕으로 몸을 망치는 사람들이 실로 많다. 부처님도 '모든 고통의 소인(所因)은 탐욕이 토대이다'라고 훈계하고 있지 않는가.

다음은 축생의 마음이다. 이것은 자기의 일만을 생각하고 남의 일 등은 조금도 고려하지 않는 자기중심적인 심경이다.

다음은 아수라, 즉 다툼의 마음이다. 인류의 역사에는 부모·형제의 관계에서도 골육상쟁과 같은 잔인한 사건이 얼마나 많은가. 정말로 부끄럽기 그지없다.

다음은 인간으로 이것은 특별히 나쁘다고 할 수 없으나 특별히 좋다고도 말할 수 없는 마음의 상태를 말한다.

그 다음 천상이 되면 기쁨이라든가 감사의 기분이 나타나게 된다.

다음은 그 위의 성문, 이것은 우리들이 행복하게 되기 위해서는 어떻게 하면 좋은가 한 의문을 풀기 위해서 책을 읽는다든지 강연이나 설교를 듣고 공부하려는 심경이 생긴 상태를 말한다.

또한 그 위의 연각이란, 인간은 무엇 때문에 이 세상에 태어났는가라든가, 인생의 목적은 무엇인가라고 한 문제를 깨닫기 위해서 좌선을 한다든지 명상에 잠긴다든지 하는 단계의 심경을 말한다.

이와 같이 단계를 한 단 한 단 올라갈 때마다 고상한 마음의 상태가 나타나게 된다.

그리고 다시 보살, 여래로 최고의 단계에 이르게 된다.

보살이란 자기의 일은 뒤로 돌리고 남의 행복을 위해서 몸을 바치는, 즉 보시(布施)의 행에 철하는 심경을 말한다.

여래의 마음이란 인간으로서 최고의 단계에 있는 사람의 심경으로, 어떻게 하여 중생의 고통을 구제해 드릴까, 세계에 참 평화를 가져오는 데 어떻게 하면 좋은가 등등, 숭고한 정신으로 밤낮을 지내고 있는 그러한 사람을 말한다.

이상과 같이 우리들은 열 가지 마음의 함을 매일 열어 두고 있지만, 사람마다 각각 어떤 특정한 마음의 서랍만을 여는 경향이 있으며, 그것이 여러 번 거듭되면 마음의 버릇이 되어서 그 사람 특유의 성격이 완성되어 버리게 된다.

이와 같은 성격이 당연히 육체상의 내분비계(호르몬)나 면역계에도 영향을 미쳐 그 사람 특유의 체질을 구성하게 된다.

따라서 세균이나 바이러스 등의 침입에 대하여 저항력이 강한, 또한 자연치유력이 높은 우수한 체질을 구성해 올리는가, 그 반대의 열악한 체질을 구성해 올리는가는 자기가 갖고 있는 마음의 버릇이 큰 영향을 미치게 된다.

CFS의 환자들도 그 예외는 아니다. CFS의 원인이 비록 무슨 세균이나 바이러스에 의한 감염이라 하더라도, 또는 정신적인 스트레스라 하더라도, 이것을 극복하기 위해서는 역시 자기가 갖고 있는 마음의 버릇을 고치는 것으로부터 시작하지 않으면 안 된다.

필자가 언제나 느끼고 있는 것으로 환자들의 형태는 대체로 두 가지로 분류될 수 있다고 생각한다.

예컨대, 여기에 갑이라는 사람과 을이라는 사람이 있다고 치자. 갑도 을도 호소하는 증상은 두통, 요통 및 전신권태감으로 둘 다 같다.

그런데 필자가 갑에게 '오늘의 상태는 어떤가' 하고 물으면, '덕분에 두통이 없어져서 대단히 좋아졌습니다. 고맙습니다'라는 대답이 돌아온다. 요통과 전신권태감은 아직 그대로 잔존해 있지만, 그것에 대해서는 말하지 않는다.

한편 을에게 '오늘의 상태는 어떤가' 하고 물으면, '허리가 여전히 아프고, 걷는 것이 큰일이예요'라는 대답이 돌아온다. '그러면 두통 쪽은 어떤가 하고 물으면, 이것은 나았습니다'라고 말하는 것이 아닌가.

그렇다면 왜 먼저 '덕분에 두통이 좋아졌습니다'라는 대답을 하지 않는가. 이러한 형태의 환자들이 만성병으로 오랫동안 고생하고 있는 사람들 중에 많이 있다.

하여튼 좋아지게 된 증상의 일을 기뻐하지 않고, '아직 허리가 아프다'라든가 '몸이 나른하다'든가 '아직, 아직'의 되풀이로 매일을 지내고 있다. 이러한 사람이 가정 안에 한 사람이라도 있으면 그 집의 분위기는 어두워서 어떻게도 할 수 없는 침울한 분위기가 되어버린다.

아침부터 밤까지 '오늘은 몸이 특히 나른하다'라든가, '머리가 욱신욱신하여 기분이 나쁘다'라든가, '열이 있어서 식욕이 조금도 없다'라고 말하며, 그것이 1, 2년과 같이 오래 끌어오면 그것이야말로 집 안은 지옥과 같은 음울한 분위기가 되어버린다.

　이렇게 되면 아무리 친한 부모자식간이나 형제간이라 하더라도 '이제 적당히 죽어주면 마음이 편하겠는데'라고 하는 심정으로도 될 것이다.

　이와 같은 환자들은 자기가 주위의 사람들에게 얼마나 죄를 짓고 있는가를 깊이 반성하지 않으면 안 된다. 그리고 또한 이와 같은 마음가짐으로는 병도 나을 리가 없을 것이다.

　한편 갑의 경우처럼 조금이라도 고통이 덜어져서 수월하게 되었다는 것을 기뻐하고 고마워서 '덕택으로'라고 하는 말을 연발하고 있는 그러한 환자는 비록 중증의 상태라 해도 밝은 분위기를 주위에 발산시키고 있다. 그리고 또한 이러한 형태의 환자는 낫는 것도 빠르다는 것은 말할 것도 없다.

　'덕택으로'라고 밝은 미소로 매일을 보내는 것이 요양생활을 하는 사람에게 있어서 가장 중요한 마음가짐이 아니겠는가. 그리고 조금이라도 좋아진 증상을 기뻐하고, '덕택으로 나아졌습니다, 나아졌습니다, 오늘도 다시 버티겠습니다'라고 하는 그런 '용맹심'을 가졌으면 한다.

　필자는 매일 저녁 때 입원해 있는 환자들의 방을 하나씩 하나씩 용태를 물으면서 회진하는데, 방에 따라서 들어 가기 쉬운 방과 왠지 마음이 무거워서 들어가기 어려운 방이 있다. 문을 연 순간에 밝은 분위기가 금방 느껴지는 방이라면 괜찮지만, 음울하고 무거운 분위기가 충만해 있는 것같은 방에는 정말로 들어가기가 어렵다.

이 분위기의 차이에 의하여 '아, 이 사람은 의외로 빨리 회복되겠구나'라든가, '이래서는 당분간 호전될 전망은 서지 않겠구나'하는 것을 알게 된다.

이상과 같이 환자들의 조그마한 언행을 관찰함으로써 그 사람의 마음의 버릇을 알게 된다.

예컨대, 다음과 같은 사고가 일어났을 때에도 그 사고를 일으킨 사람의 태도에 흥미 있는 차이가 나타난다.

책상 위에 놓아 두었던 값비싼 꽃병을 잘못하여 깨버린 경우, 갑은 그 자리에서 솔직하게 '저의 주의가 부족했기 때문에 대단히 잘못된 일을 하여 죄송합니다'하고 사과한다.

한편 을은 '누구야, 이런 곳에 꽃병을 놓아 둔 것은, 한복판에 놓아 두었다면 이러한 일은 되지 않았을 텐데'라고 책임을 남의 탓으로 돌려서 변명하는 것이 아닌가.

이상과 같이 우리들은 일상의 사건에 임하여 각각 그 사람 특유의 마음의 서랍을 열어 두고 있다. 이 마음의 버릇이 쌓이고 쌓여서 그 사람의 성격을 만들게 되므로, 그것이 원인이 되어서 여러 가지 병이 나타난다.

이와 같이 마음의 버릇이 그 사람의 병이나 운명까지도 만들어 내므로, 만성병을 극복하고 싶다고 열망한다면, 반드시 자기가 갖고 있는 마음의 버릇을 어떻게 고칠까 하는 것을 진지하게 생각하지 않으면 안 된다고 생각한다. 이것은 또한 신이나 부처님이, 우리들이 가지고 있는 마음의 버릇을 고쳐서 훌륭한 사람이 되기 위해서 병이라고 하는 경고를 주고 있는 것이라고 해석해야 하는 것이다.

따라서 병을 얻은 것에 감사하면서 자기의 나쁜 버릇을 고쳐 가는 과정에서 병도 순조롭게 경과하여 언젠지도 모르게 사라져간다는 것이 되는 셈이다.

번뇌 즉 보리(菩提 : 불생불멸의 진리를 깨달아 알게 되는 일)란 바로 이것이므로, 병을 결코 비관해서는 안 된다. 그런데 만성병으로 오랫동안 고생해 온 환자들의 대부분은 자기가 세계에서 가장 불행한 것같은 얼굴을 하고 내 병원에 온다. 이것은 크게 잘못된 생각이다.

이상에서 마음의 버릇 고치기에 대하여 여러 가지로 설명해 왔는데, 요는 우리들이 자연의 법칙(신불〈神佛〉의 길)에 따른 바른 마음의 소유자가 되면 병도 낫고 행복하게 될 수 있게 된다.

구체적으로 어떠한 방법을 써서 마음의 버릇을 고치는가 하는 문제인데, 자기의 힘으로 나쁜 버릇을 고치는 것이 본래의 모습이겠지만, 그러나 마음의 버릇을 고치는 것은 실로 대단한 노력이 필요하며, 사람에 따라서는 '목적을 달성하는 것이 지극히 어려운 일이다'라고 비관적으로 되어 버리는 사람들도 적지 않다.

결국 자력으로는 도저히 안 되겠다고 생각하여, 이번에는 타력, 즉 신이나 불에 의지하여 구제를 받으려고 신앙의 길에서 활로를 찾는 사람들이 많은 것 같다.

따라서 병을 고치기 위한 '버릇 고치기'에서 신앙에 의지하게 되는 셈인데, 결국은 종교와 의학이 일체가 되어서 효력을 얻는다고 말할 수 있겠다.

  필자도 많은 만성병에 시달리는 환자들을 진찰하는 가운데서 역시 최후에 효과를 나타내는 것은 종교 의학 일체의 경지에 도달한 경우가 많다는 것을 알고, 만성병 극복의 비결은 종의일체의 경지가 되어서 요양하는 것이 아닌가 하는 생각이 점점 강하게 느껴지고 있는 심정이다.

2_육체상의 버릇

다음은 육체상의 버릇 고치기이다. 그러나 육체상의 버릇이라고 말해도 여러 가지가 있어서 너무 세세한 것까지 거론하기에는 지면의 한도가 있으므로, 대체로 다음의 세 가지의 버릇으로 구별해 두기로 한다.

  즉, 식사상의 버릇과 일상의 기거동작의 버릇, 거기에 보온상의 버릇으로 크게 구별하여 설명하기로 한다.

① 식사상(육식·채식 등)의 버릇

우리들의 일상의 식생활이 어떻게 되어 있는가 하는 문제를 상세하게 조사해 보면 사람에 따라 실로 여러 가지 버릇이 있는 것을 알 수 있다.

  육류가 좋아서 매일 기름진 돈가스라든가 비프가스 등을 먹고 있는 사람이 있는가 하면, 한편에서는 야채류나 해조류 등을 선호하고 육류는 좀처럼 먹지 않는다고 하는 사람도 있다. 또한 고추나 카레 등의 향신료를 좋아하여 한국음식의 김치 등을 매일 먹지 않으면 마음이 편치 않다고 하는 사람도 있다.

다음은 식사의 양으로 배불리 먹지 않으면 먹은 것같은 기분이 나지 않는다든가, 매일 밤 야식을 뺄 수 없는 사람, 온종일 조금씩 훔쳐먹고 있는 사람 그리고 아침은 먹지 않고, 낮에는 소량으로 끝내고, 저녁에 폭식하는 사람 등등 천차만별이다.

한편 기호품에서는 우선 신당의 알코올이다. 이것이 이미 중독이 되어서 아무리 해도 끊을 수 없고, 마시기 시작하면 언제나 도를 지나쳐서 주위의 사람들에게 폐를 끼치고 있는 사람이라든가, 회사에서 귀가하는 길에 자기도 모르게 이집 저집 옮겨 가면서 술을 마시고 집에 돌아와서는 부인에게 꾸중을 듣고 있는 사람 등 술에 얽힌 나쁜 버릇이 실은 만성병이 되는 큰 원인이 되는 경우가 많다.

또한 알코올에는 일체 손을 대지 않지만, 만쥬나 양갱 등에는 눈이 어두워 매일 밤 저녁식사 후 정해진 것처럼 도미구이라든가 찹쌀떡을 먹지 않으면 마음이 내키지 않는다고 하는 감당도 상당히 많다.

건강진단에서 혈당치가 높고 오줌에도 당이 양성으로 나와 있으므로 의사로부터는 단것을 될 수 있는 대로 삼가하도록 주의를 받고 있는 데도 자기도 모르게 방심하여 만쥬나 케이크 등에 손을 대어 식사요법에 실패하고 있는 사람들도 많다.

다음은 식사의 맛인데, 짠 김치나 된장국을 뺄 수가 없는 타입이 있는가 하면, 한편에서는 또한 맛이 싱거운 것을 좋아하고 짠 것은 질색인 사람도 있다. 그리고 뜨거운 것을 좋아하여 혀가 델 것 같은 뜨거운 차죽을 후후 불면서 먹는 것을 좋아하는 사람이 있는가 하면 뜨거운 것은 먹지 못하는 사람도 있다.

　이상과 같이 갖가지의 식습관이 오랫동안 계속된 결과 여러 가지의 병이 당연히 그렇게 되지 않을 수 없어서 나타나게 되므로, 건강장수의 행복한 노후를 절실히 바란다면, 젊을 때부터 나쁜 식습관을 고치고 바른 식생활을 몸에 붙이도록 노력하는 것이 대단히 중요하다.

② 일상 기거동작의 버릇

다음은 우리들의 기거동작에 있어서 무의식적으로 행하고 있는 버릇에 대하여 조금 서술해 두려고 한다.

　우리들이 철이 들어서부터 성인이 될 때까지 매일 되풀이 행동해 온 일과의 내용을 상세히 관찰해 보면 실로 재미있는 여러 가지 버릇이 있다는 것을 알게 된다.

　예컨대, 계단을 오를 때 자기는 대체 오른발부터 내딛는가 왼발부터 내딛는가, 또한 바지를 입을 때 오른발부터 끼는가 아니면 왼발부터 끼는가, 반대로 바지를 벗을 때는 왼발부터 먼저 벗고 오른발은 그 후가 되는가 아니면 오른발부터 벗고 그 후에 왼발을 벗는가.

　등 뒤쪽으로부터 호명된 경우, 머리를 오른쪽으로 돌려서 뒤를 돌아보는가, 아니면 왼쪽으로 돌려서 뒤를 돌아보는가. 뜰을 비로 쓸 때 비를 쥔 손을 오른쪽에서 왼쪽으로 쓰는가, 아니면 왼쪽에서 오른쪽으로 쓰는가.

무거운 돌 등을 들어 올릴 때, 오른발을 조금 앞으로 내고 들어 올리는가, 아니면 반대로 왼발을 조금 앞으로 내는가. 또한 정좌할 때, 오른발을 왼발 위에 겹치고 있는가, 아니면 왼발을 위로 하여 겹치고 있는가. 둥근 테이블 등의 주위를 도는 데에 왼쪽 다리를 안쪽으로 해서 도는가, 아니면 반대로 오른쪽 다리를 안쪽으로 해서 도는가.

그 밖에 여러 가지의 일상동작이 오랫동안에 일정한 버릇이 되어,

그림 1 ▶▶▶ 평상 위에 반듯이 누웠을 때의 발의 경사

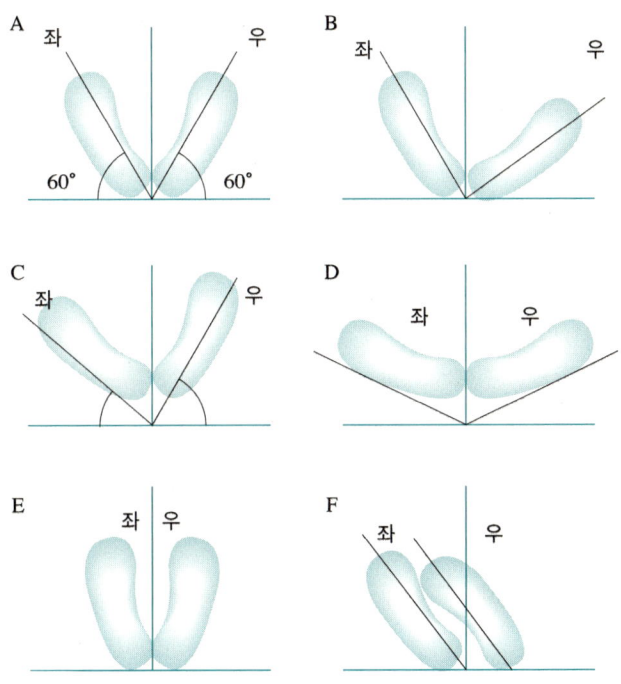

제2장 CFS를 생활습관병으로서 포착한다   45

그것이 무의식적인 동작이 되어 있는 것을 알아 차리게 될 것이다.

이와 같은 기거동작의 버릇은 오랫동안 축적된 결과로서 신체나 골격, 그 외에 내장 등에도 구조적·기능적 변화를 만들어 내고 있는 것을 알아 두지 않으면 안 된다.

예컨대, 자기가 평상 위에 반듯이 누웠을 경우, 양쪽의 발이 어떤 식으로 좌우로 넘어지나를 한 번 조사해 보라(그림 1 참조).

〈그림 1〉에 A, B, C, D, E, F의 6종류의 타입을 예시해 두었는데, 자기 발의 경사가 어느 타입인가를 아는 것은 장래의 건강장수를 생각하는 사람에게 있어서는 중요한 참고가 될 것이다.

A는 정상으로 건강한 타입이지만, B, C, D, E, F는 어떤 이상이 체내에 생기고 있다고 의심해 볼 필요가 있다. 그것은 아직 병으로서 표면에 나타나 있지 않는 잠재적인 이상일지도 모른다. 그러나 이 이상을 그대로 방치해 두면 머지않아 그것이 양적으로 축적되어가, 어느 단계에 달하면 질적으로 변화하여 질환으로서 표면에 나타나게 된다.

만성질환이라고 하는 것은 대체로 이와 같은 경과로 나타나게 되므로, 표면에 나타나지 않는 사이에 그 싹을 끊어 버리는 것이 가장 현명한 예방대책이다.

따라서 양쪽의 발이 어떤 식으로 넘어지는가를 조사하는 것은 결코 무의미한 것은 아니다.

B나 C의 타입에서는 대퇴골의 골두가 고관절 속에 바르게 박혀 있지 않다. B의 오른발은 조금 앞 밑쪽으로 왼발은 조금 뒤 위쪽으로

전이해 있다. 이 전이는 극히 근소한 전이이므로 X-ray검사로 조사해도 이상은 없다고 진단될 것이다. 그러나 이 근소한 이상이라도 생체에 있어서는 무시할 수 없는 이상이 되어 온다.

B의 타입에서는 우측의 족각이 조금 길어지고, 반대로 좌측의 족각이 조금 짧아진다. 따라서 거울 앞에 직립하면 허리에 맨 바지의 벨트가 오른쪽 위로 기울어지게 된다. 즉, 골반이 좌우 바르게 수평으로 되어 있지 않다. 그 때문에 골반 위에 얹혀 있는 등뼈도 기울어지게 된다. 토대가 비틀어지게 되면 위의 문지방까지 뒤틀려서 기울어지게 되는 것과 같은 이치이다.

그 결과 이번에는 오른쪽 어깨가 아래로 처진다거나 머리와 목이 오른쪽으로 조금 기운다고 한 상부의 이상으로서 나타나게 된다. 이와 같은 경우는 오른쪽 어깨가 언제나 뻐근해져서 난처해지게 된다.

'나는 언제나 오른쪽 어깨가 뻐근해서 곤란하다' 하고 호소하는 사람은, 실은 양 발을 벌릴 때에 좌우가 이그러져 있는 것이 참원인이라는 것을 알고 거기에 대처하지 않으면 안 된다. 그것을 모르고 아무리 안마, 마사지를 되풀이해도 그 때만의 효과밖에 기대할 수 없다. 이렇게 되면 언제까지나 어깨의 결림으로부터는 해방되지 못하게 된다.

또한 이번에는 눈의 이상에도 파급해 온다. 예컨대 왼쪽 눈은 쌍꺼풀인데 오른쪽 눈은 한꺼풀이 되어 있는 사람들도 적지 않은데, 이와 같은 좌우 불평등하게 된 눈꺼풀의 근본적인 원인은 B나 C 타입의 발에 있다고 하는 것을 알아 둘 필요가 있다.

이것을 성형외과 등에서 수술을 받아서 고친다고 하는 사람들도 최근 늘고 있지만, 양쪽의 발이 바르게 벌려지도록 교정을 받으면 수술을 받지 않아도 좌우가 틀림없이 쌍꺼풀로 되어 온다.

이상 우리들이 어릴 때부터 매일 되풀이하고 있는 일상의 기거동작이 쌓이고 쌓여서 습관이 되고, 그것이 곧 신체의 피부나 골격 혹은 내장 등에 결정적인 이상을 초래하게 된다고 하는 일례를 들어 두었다.

이것을 충분히 참고로 하여 매일 무의식적으로 행하고 있는 기거동작을 한 번 상세하게 관찰해 두는 것이 장래의 건강을 생각하면 매우 중요한 일이다.

요컨대 우리들이 일상 행하고 있는 기거동작에 의하여 최종적으로는 등뼈의 이상(등뼈의 어긋남)이 되어서 척수신경이나 자율신경의 기능에 이상을 초래하고, 그것이 만병으로 진전하는 것이다.

따라서 동작의 토대가 되는 족각의 건강을 어떻게 고려하는가가 문제가 된다. 족각의 건강을 진지하게 생각하지 않으면 만병으로 진전한다고 하는 일례가 실은 만성피로증후군(CFS)이라고 필자는 말하고 싶었다.

③ 보온상(옷을 두껍게 입는 것·옷을 얇게 입는 것, 환기, 냉난방 등)의 버릇

다음은 피부의 기능에 영향을 미치는 보온에 대하여 우리들이 일상에서 어떠한 습관을 만들어 가고 있는가 하는 문제를 생각해 보자.

인간의 피부는 단순한 외피로서의 역할만이 아니고, 최근에는 하나의 장기로서 인체의 건강에 중요한 역할을 맡고 있다는 것이 의학적으로도 잘 알 수 있게 되었다. 그 때문에 피부를 어떻게 하여 건강하게 유지하는가 하는 것은 건강장수를 바라는 사람에게 있어서는 빼놓을 수가 없는 문제가 된다.

피부를 건강하게 유지하기 위한 단련법으로는 여러 가지가 있다. 건포마찰이라든가 냉수마찰, 냉수욕 등이 그 일례이다. 거기에 우리들이 몸에 걸치는 의복도 물론 피부의 건강을 좌우하게 된다.

그 의복이 사람에 따라서 달라지게 되는 것은 당연한 것이지만, 옷을 두껍게 입는 타입의 사람과, 겨울이라도 엷은 옷으로 지내는 타입의 사람이 우선 문제가 된다. 건강상 바람직한 것은 역시 옷을 엷게 입는 습관을 몸에 붙인 쪽이다. 엷은 옷으로 겨울에도 예사로 지낼 수 있는 형태의 사람은, 한겨울이라도 방의 환기가 조금도 걱정이 되지 않고, 개중에는 온종일 창문을 반쯤 열어 두고 일을 하고 있는 사람도 있다. 따라서 이러한 사람은 또한 난방도 그다지 필요가 없다.

한편 몸이 냉하고 추위를 많이 타는 사람은 조금 추워지면 보온이 좋은 털셔츠를 껴입는다든지, 두꺼운 양말을 신는다든지 하며, 또한 코다츠를 내서 그 속에 들어가 버린다든지 한다.

따라서 환기를 종종 되풀이할 필요가 있다고 잘 알고 있으면서 자기도 모르게 귀찮아져서 태만해져 버린다. 그리고 또한 엷은 옷을 입고도 예사인 사람은 들어가 박힐 수가 없는, 난방이 잘 된 방에서 기거하고 있는 사람들도 적지 않다.

이와 같이 타입이 다른 사람들이 장래에 어떠한 건강상태로 되어 가는가, 이것은 중대한 문제이다. 두꺼운 옷을 입는 나쁜 습관에서 피부가 극도로 약해져서 기능이 저하하면 호흡기계의 질환에도 걸리기 쉬워지고, 감기가 유행하면 맨 먼저 걸리게 된다고 하는 한심한 상태에 빠져 버린다.

그 밖에 변비증이라든가 간장병, 거기에 두통, 이피로성(易疲勞性 : 대단히 피로하기 쉬운 체질) 등 여러 가지 병의 원인이 된다.

그렇다면 이상적인 피부의 건강상태란 어떠한 것인가 하는 문제인데, '니시(西式)건강법'에서는 '겨울이라도 발가벗고 판자 위에 아무 것도 깔지 않고 예사로 잘 수 있게 되는 것'이라고 말하고 있다.

여러분의 피부의 건강상태와 한 번 비교해 보라. 겨울이 되면 여러 겹을 몸에 걸칠 정도로 옷을 두껍게 입고 있는 사람이나, 여름이라도 양말을 떼놓을 수가 없다고 하는 사람들은 피부의 단련이라고 하는 문제를 진지하게 생각하지 않으면 안 된다.

피부가 건강하게 되면 냉난방도, 북해도라든가 호쿠리쿠방면(北陸方面 : 일본 중부지방의 동해에 면하는 지역, 지금의 도야마, 후쿠이, 이시카와, 니이가다의 여러 현)은 예외라고 하고, 그다지 필요하지는 않게 되며, 또한 환기를 종종 행하여 방의 공기를 언제나 청정하게 해 두는 것도 그다지 고통스럽지 않게 된다. 문제는 어떻게 하여 피부를 단련하는가 하는 것인데, 이것은 다시 뒷장에서 상세히 설명하기로 한다.

3_육체상의 버릇 고치기

이상 우리들이 육체적으로 어떠한 습관(버릇)을 갖고 있나 하는 문제에 대하여 그 개략을 논해 보았는데, 그렇다면 이 나쁜 버릇은 어떻게 하여 고치는가 하는 것을 다음에 조금 설명해 둔다.

① 식사상의 나쁜 버릇을 고친다

예부터 '바른 식사를 지키는 사람에게는 병은 가까이 오지 않는다'고 일컬어지고 있는데, 필자도 다년간의 임상경험에서 식생활이 건강에 미치는 영향이 얼마나 큰 것인가를 통감하고 있다. 따라서 무병장수를 바라는 사람에게 있어서는 될 수 있는 대로 어릴 때부터 나쁜 버릇을 고쳐 바른 식사가 지켜지도록 노력하고, 좋은 습관이 몸에 붙으면 그것을 평생 계속하는 것이 중요하다. CFS의 환자들도 예외는 아니다. 그래서 먼저 바른 식생활이란 어떠한 것인가 하는 문제를 잘 공부해 둘 필요가 있는 것이다. 그러나 바른 식생활이라고 해도 우선 식사의 양과 질이 문제가 된다. 이어서 그 식사를 1일 3식이 좋은가 아니면 2식의 쪽이 좋은가 하는 식사의 횟수도 건강에 큰 영향을 미치는 것이므로, 이것도 잘 공부하여 바른 식사의 패턴을 몸에 붙일 필요가 있다.

필자는 우선 식사의 양은 배 7부(배가 7할 정도만 차게 먹는 것)를 지킬 것을 제창하고 싶다. 그러나 일반적으로는 배 8부(배가 8할 정도만 차게 먹는 것)가 건강의 토대라고 일컬어지고 있다. 이 배 8부라도 상당한 효과는 기대되지만, 될 수 있으면 한 발 더 나아가 배 7부(배가 7할 정도만 차게 먹는 것)의 식생활에 목표를 두어 주었으면 한다.

ㄱ. 소식이 건강의 원점

일본은 지금 거품 경제가 터져서 불황의 폭풍이 격렬하게 불어대고 있지만, 그러나 아직 경제대국으로 풍부한 식량사정에 국민의 태반은 미식·포식의 나날을 되풀이하고 있다.

그 때문에 비만증을 위시하여 당뇨병, 통풍 등 소위 생활습관병이 급증해 왔다. 만성피로증후군의 경우도 역시 예외는 아니다. 필자가 진료에 임하고 있는 CFS의 환자들도 그 대부분은 과식이라고 하는 나쁜 버릇을 갖고 있다는 것을 잘 알게 되었다.

즉, CFS도 생활습관병의 일종이라고 필자가 주장하는 것도 이와 같은 임상경험에서이다.

1998년 5~6월에 행한 CFS의 건강합숙에서는 이 과식의 문제를 철저하게 포식을 하여 배 6부(배가 6할 정도만 차게 먹는 것)라고 하는 엄격한 소식생활을 환자들에게 실행하게 했는데, 그 결과 예상 이상의 좋은 성적이 나타났다. 이것은 역시 CFS의 경우도 다른 질환과 마찬가지로 소식생활이 효과적이라는 것을 실증한 것이 된다.

필자는 지금까지 소식주의야말로 건강의 원점이라고 주장해 왔다(「장수의 절대요건 소식」(도서출판 형설) 참조). 소식이란 될 수 있는 대로 생물의 생명을 살생하지 않는다고 하는 사랑과 자비의 구체적 표현인데, 이 사랑과 자비의 소식을 지키는 자에게 하늘은 건강하게 늙는다고 하는 행복을 안겨 주게 된다.

우주의 법칙은 하나로서, 사랑과 자비를 실행하는 이외에 행복하게 되는 길은 없다. 따라서 건강장수를 바라는 사람은 반드시 이 소식(사랑과 자비)을 실행하여 그것을 평생의 습관으로 해 주었으면 한다.

ㄴ. 소식일수록 질을 고를 것

배 7부라든가 6부라고 하는 소식생활을 실행함에 있어서 주의하지 않으면 안 되는 것이 식사의 질이다. 소식만 한다고 좋은 것은 아니다. 과자빵 1개라든가 라면 한 그릇만으로 한 끼를 떼우는 일을 해서는 안 된다.

이러한 소식으로는 반드시 영양불량에 빠져 조만간에 쓰러지게 된다. 소식일수록 이번에는 질을 골라서 먹을 필요가 있다.

예컨대 백미보다는 현미, 흰빵보다는 흑빵, 흰설탕보다는 흑설탕이라든가 벌꿀, 큰 다랑어라든가 고래고기보다는 정어리나 멸치와 같은 소어류 등을 골라서 먹도록 주의할 일이다.

또한 흰설탕이 든 케이크나 만쥬류 등의 단것, 거기에 술이나 맥주 등의 알코올음료 등은 될 수 있는 대로 삼가는 것도 중요한 식생활상 주의사항의 하나이다. 구체적으로는 어떠한 식사내용으로 하면 좋은가 그 일례를 적어 둔다(표 4, 표 5 참조).

〈표 4〉도 〈표 5〉가 미식·포식을 계속해 온 사람에게 있어서는 엄격한 소식이 되겠지만, 이 소식으로 귀찮은 CFS의 증상이 호

표 4 ▶▶▶ CFS의 식사요법 및 건강법(예1)

1. 아침 … 몇 종류의 생야채를 이상즙(泥狀汁 : 즙과 찌꺼기를 혼합한 것)으로 한 것 150g
2. 점심 …
   - 현미 120g(밥 또는 죽으로 해서 먹는다)
   - 두부 반 모(약 200g)
   - 깨 10g, 다시마 분말 10g
3. 저녁 … 점심과 동일
4. 생수와 감잎차 합계 1일 1~1.5ℓ 마실 것
5. 완하제 마그밀(해초를 원료로 하여 만든 완하제)을 매일 아침 20cc를 1홉의 생수로 마신다
6. 이 밖에는 일체의 음식물을 먹지 말 것
7. 평상 위에서 자고, 반달형의 목침을 사용
8. 붕어운동 1일 3회, 1회 2분
9. 모관운동 1일 12회, 1회 2분
10. 합장합척운동 1일 3회, 1회 100번
11. 배복운동 1일 3회, 1회 10분
12. 풍욕법 1일 3회
13. 냉온욕 1일 1회 냉-온-냉-온-냉-온-냉-온-냉(각 1분씩)
14. 에비오스 1일 20정, 수피루리나 1일 20정을 매 식사시에 복용

주 : 7~13의 니시(西式)건강법은 권말에 그 실행법이 설명되어 있다.

전되고, 1, 2개월 지나는 사이에 몰라볼 정도로 건강하게 되므로, 그것을 낙으로 여기고 공복을 참아 주기 바란다.

이번의 건강합숙에서는 15명 전원이 〈표 4〉를 실행하며 3~5일간의 단식에도 도전했었는데, 이 소식과 단식이 대단히 유효했다는 것이 확인되었다. 특히 단식요법으로 '숙변'이 배설된 환자들이 많고, 이 숙변의 배설이 CFS 특유의 증상을 호전시키는 큰 힘이 되었다.

표 5 ▶▶▶ CFS의 식사요법 및 건강법(예2)

1. 아침 … 몇 종류의 생야채 녹즙 180cc
2. 점심 … ┌ 현미 100g(밥 또는 죽으로 해서 먹는다)
         │ 두부 반 모(약 200g)
         │ 나물(토란, 감자, 호박, 양파 등) 1접시
         └ 깨 10g, 다시마 분말 10g
3. 저녁 … 점심과 동일
4~14. …… 표 4와 동일
15. ……… 매주 1회의 1일간의 한천단식

주 : 한천단식법
한천 약 10g에 3홉(540cc)의 물을 부어 끓여서 2~2.5홉 정도가 되도록 끓인다. 미지근해졌을 때 흑설탕 30g, 간장 30g을 타서 그대로 마신다. 식어서 굳어지고 나서 먹어도 좋다. 이 밖에 생수와 감잎차 1일 1~1.5*l* 마신다. 이상의 것 외에는 일체의 음식물을 먹지 말 것.

ㄷ. 숙변은 만병의 원인

'숙변'이라고 말하면 의문을 가지는 사람들도 적지 않는 것 같다. 현대의학의 전문가들 중에는 숙변의 존재를 부정하고 있는 분들이 의외로 많다.

최근 내시경검사에서 대장이나 소장의 내부를 상세하게 조사하는 증례가 증가하고 있는데, 그들 검사를 담당하고 있는 선생들 중에도 장벽에 단단히 달라 붙은 숙변의 존재는 인정되지 않는다고 한 부정적인 회답을 하고 있는 선생들이 있다.

따라서 '장벽에 2년이고 3년이고 오랫동안 달라붙어 있는 숙변이 있다'고 말하는 고대로부터 전해 내려오는 말을 현대인이 그대로 믿고 있는 것은 우스운 일이라고 하는 것이다. 필자 자신도 이와 같은 숙변론을 믿을 수는 없다.

그렇다면 숙변이라고 하는 것은 존재하지 않는가, 만약 존재한다고 하면 대체 어떠한 것인지 의문이 남을 것이다. 이 문제에 대해서는 '근본으로부터 고치는 아토피 · 알레르기'나 '소식요법'을 참고해 주었으면 한다.

요약하면, 숙변이라고 하는 것은 '우리들이 자기 위장의 처리능력을 넘어서 계속하여 먹은 경우에 장관 내에 정체하는 배설내용물'을 말한다. 우리들에게는 사람에 따라서 다르지만, 각각 위장이 갖고 있는 처리능력이라고 하는 것은 대체로 정해져 있다.

이 처리능력 이내로 식사량을 조절하고 있으면 장관 내에 들어온 식사는 모두 순조롭게 소화 흡수되어 완전히 배설되어 버리므로 숙변이 정체는 일은 일어나지 않는다. 그러나 자기 위장의 처리능력을 잘 알고 있는 사람이 의외로 적으며, 알고 있어도 처리능력 이내로 식사량을 삼간다고 하는 것은 매우 어렵다.

그 때문에 자기도 모르게 과식해 버리는데, 그것이 매일 반복되면 그 과잉된 식사는 완전히는 처리되지 않고 아무래도 장관 내에 정체하게 된다.

그래도 정체한 것은 사람의 소화효소나 장내세균류가 내는 효소 등에 의하여 서서히 분해되어서 사라지는 것이므로, 언제까지고 그 내용물이 그대로 장관 내에 정체해 있는 것은 아니다.

그러나 분해되어서 사라져 가는 내용물의 뒤에 차례차례로 과식하여 처리를 못하는 음식물의 잔재가 내려와 보태지므로, 언제나 장관 내에는 음식물의 잔재가 꽉 찬 상태에 있다.

이것이 소위 숙변이라고 하는 것이다. 이 숙변이 분해되어 소멸되어 가는 과정에서 활성산소와 같은 유해한 물질이나 가스가 발생하여, 그것이 장벽으로부터 흡수되어서 전신을 순환하게 되면 생체에 여러 가지의 나쁜 영향을 미치는 것은 당연하다.

이것으로 신경계나 면역계 혹은 내분비계 등의 기능에도 이상이 나타나, 머지않아 그것이 질적인 변화를 초래하여 마침내 만성병이라고 하는 귀찮은 병이 표면에 나타나게 된다.

그렇게 보면, 이 숙변이야말로 '만병의 원인'이라고 말하는 것도 당연한 일이 아닌가 하고 필자는 생각하고 있다.

대체로 생활습관병이라고 하는 것의 대부분은 먼저 이 숙변을 배설하는 것에 전력을 기울이지 않으면 안 된다고 극단적으로 말해도 결코 지나친 말은 아니라고 필자는 확신하고 있다.

이번의 건강합숙에서도 엄격한 소식과 단식에 의하여 위장에 걸리는 부담을 덜어 주니 지금까지 정체해 있었던 숙변이 놀라울 만큼 다량으로 배설되었다고 말하는 환자들도 적지 않았다.

예컨대 A·A 씨, A·M 씨, K·N 씨, K·Y 군, K·T 군, N·M 씨, T·Y 씨, T·Y 씨 등이 그 좋은 증례이다. 소식과 단식에 의하여 훌륭하게 다량의 숙변을 배설할 수가 있었던 것이다. 그 결과 CFS 특유의 증상이 극적으로 호전된 것이 아닌가.

얼굴의 표정도 눈에 띄게 생기가 나타나고 밝아지게 되었다. 이와 같은 변화를 상세하게 관찰하고 있으면, 숙변을 빼지 않고 어떻게 이 병자들을 구제할 수가 있는가 하는 기분도 들게 된다.

따라서 숙변을 정체시키지 않는 식생활을 실행하여 그것이 습관이 되어버린 사람은 건강장수로 가는 표를 손에 넣은 것과 같은 것이라고 말할 수 있지 않겠는가.

② 일상 기거동작의 버릇 고치기

ㄱ. **족각의 고장은 만병의 원인**

다음은 일상의 기거동작에서 무의식적으로 되풀이하고 있는 버릇을 어떻게 해서 고치는가 하는 문제에 대하여 조금 설명을 해 두기로 한다.

앞에서 말한 바와 같이, 우리들이 일상에 아무 생각 없이 되풀이하고 있는 한쪽으로 치우친 기거동작이 오랫동안 쌓이게 되면 머지않아 그것이 신체의 피부나 골격 및 내장에까지 이상이 진전해 온다는 것을 우리들은 알고 있다.

예컨대 〈그림 1〉에 있는 것과 같은 양 발을 벌릴 때의 각도에 차이가 되어서 나타나게 된다. 이 〈그림 1〉에서 잘 알 수 있는 것은 좌우의 발이 A를 제외하고는 모두 대칭적으로 되어 있지 않다고 하는 것이다.

〈그림 1〉의 C에서는 니시(西式)건강법의 모관운동을 해 보면, 왼쪽의 발과 다리는 원활하게 미진동될 수 있지만, 오른쪽의 발과 다리는 그렇게 원활하게는 진동될 수 없다고 하는 차이가 나타나게 된다.

이것은 오른쪽 하지의 운동신경이 조금 둔해져서 무감각해져 있다는 것을 나타내고 있는 것이다. 이와 같은 사람들 중에는 대퇴부 바깥쪽의 피부에 가벼운 마비(저린 느낌)가 있는 경우도 적지 않다.

코오다 의원으로 진찰을 받으러 오는 환자들 중에도 이러한 타입의 사람들이 많이 있는데, 그 사람들의 대부분은 필자로부터 좌우가 다름을 지적받을 때까지는 전혀 몰랐다는 것이다.

즉, 이 타입의 사람은 좌우 비대칭의 발로 매일 걸어다니고 있는 셈인데, 오른쪽 하지의 움직임이 둔하고, 구두를 조금 끌면서 걷고 있으므로, 구두 밑창을 잘 보면 우측의 뒤쪽 및 앞쪽이 심하게 닳아 있다.

이와 같은 발로 자동차를 운전하고 있으면 사고도 일어나기 쉽게 된다. 교차로 등에서 '아, 위험하다'는 것을 알고 즉시 브레이크를 오른발로 밟으려고 생각하지만, 둔한 오른발이 갑자기 움직여 주지 않기 때문이다.

이러한 일을 알게 되면, 자동차의 운전면허증을 주기 전에 한 번 반듯이 눕혀서 양 발이 어떻게 벌려지는가를 잘 조사해 볼 필요가 있다. 필자가 만일 그 책임자라고 하면 반드시 그 시험을 필수과목으로서 첨가하게 할 것이다.

B의 타입에서는 또한 왼쪽의 결장이 조금 늘어져 와서 거기에 숙변을 정체시키게도 된다. 이 숙변이 뇌신경을 계속적으로 자극하면 발의 냉증의 원인이 되기도 한다. 또한 왼쪽 발보다 오른쪽

발이 보다 냉하다고 한 좌우의 차이도 나타나게 된다.

ㄴ. 발의 고장이 상체에 나쁜 영향을 미친다

이상과 같이 발의 고장이 신체의 상부에로 나쁜 영향을 미치는 것은, 인간을 '이동건축물'로서 관찰하면 잘 알 수 있는 일이다. 이것을 명쾌하게 설명한 분이 니시(西式)건강법의 창시자 니시 가츠조(西 勝造) 선생이다.

니시 선생은 본래 토목공사의 기사로서 미이케 탄광이나 도쿄도에서 대활약한 유명인인데, 그 토목기사로서의 지식을 인체에 응용하여 독특한 건강법을 창안한 셈이다. 그 일례로서 발의 고장이 어떻게 하여 상부에 전해지는가 하는 문제를 〈그림 2〉와 같이 정리하고 있다.

필자는 젊을 때 몇 번이고 큰 병에 걸려 고생한 끝에 여러 가지의 건강법을 연구해 왔는데, 인연이 있어 니시(西式)건강법을 만날 수 있었던 것인데, 이 때 〈그림 2〉의 신체고장전달도를 보고 경탄하였다. 놀랍게도 필자의 몸에 있는 고장의 전부가 이 〈그림 2〉 속에 있는 것이 아닌가. 이 니시 선생의 천재적인 번뜩임에 감복하여 그 이후 니시(西式)건강법의 열렬한 신봉자가 되었다.

발의 고장이라고 하는 하나의 스트레스가 어

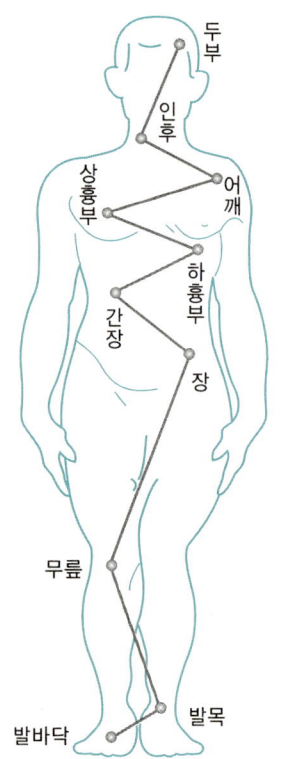

그림 2 ▶▶▶ 신체고장전달도

떻게 상체에 나쁜 영향을 미치는가, 그 좋은 예가 CFS라고 하는 난치병이라고 지적하고 싶은 마음에서 이 저서에서는 특히 발의 고장을 중요시하고 있다.

그렇다면 도대체 발에는 어떠한 고장이 있는가를 〈그림 4〉에 그 개략을 설명해 둔다.

그림 3 ▶▶▶ 왜력(歪力-스트레스)의 전달도

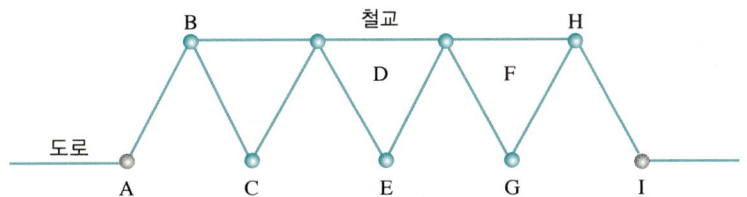

내를 끼고 도로에 철교를 구축하는 경우, 진동의 스트레스는 킹폿의 방식에 따라서 A → B → C → D → E → F → G → H → I의 순서로 전달된다. 이것을 인체(이동건축물)에 응용한 것이 〈그림 2〉이다.

그림 4 ▶▶▶ 발의 고장

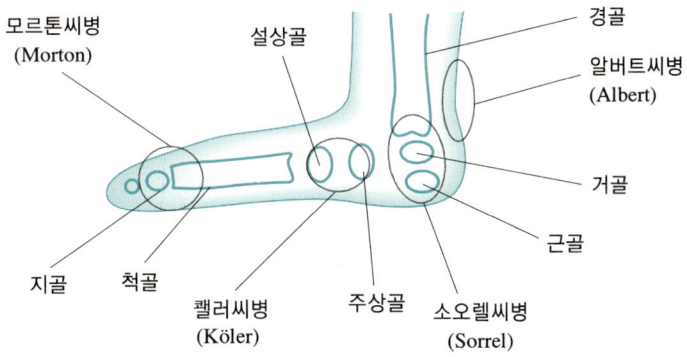

제2장 CFS를 생활습관병으로서 포착한다 61

알버트씨병이라고 하는 것은 속된 말로 아킬레스건염을 말한다. 아킬레스건염이라고 해도 보통 때는 그다지 알아차리지 못하는 극히 미소한 것이므로, 대부분의 사람들은 자기에게도 아킬레스건이 가벼운 상해를 일으키고 있다는 것은 알지 못하고 있다.

그래서 한 번 자기의 아킬레스건을 양쪽 다 힘껏 쥐어 보라. 오른쪽과 왼쪽 어느 쪽인가가 보다 강한 통증을 느끼게 될 것이다. 그 아킬레스건이 아주 가벼운 염증을 일으키고 있는 셈이다. 이와 같이 발에 고장을 일으키고 있는 사람들이 실로 많다.

그 중에서도 가장 무시할 수 없는 고장이 모르톤씨병과 소오렐씨병(속된 말로 발목의 가벼운 염증을 말함)이다. 이들 고장(스트레스)이 신체의 상부에 킹폿의 방식에 따라서 전달되어, 여러 가지의 병의 원인이 되어 오게 된다.

ㄷ. 발의 고장과 신기능과의 관계

그 중의 하나에 신기능의 저하가 포함되어 있다.

발에 고장이 일어나면 신장의 기능이 어떻게 저하하는가 하는 문제인데, 그것에는 트루에타 박사(Dr. Josep Trueta)의 유명한 저서 「신장의 혈액순환의 연구」(Studies of Renal Circulation)가 대단히 좋은 참고자료가 될 것이다.

트루에타 박사가 이 연구에 종사하는 계기가 된 것은 제2차 세계대전에서의 어떤 사건으로부터였다. 1941년 런던은 독일 공군에 의해서 맹폭격을 받고 많은 빌딩이 파괴되었는데, 무너진 빌딩의 석재나 기와 등의 밑에 발이 깔려서 몇 시간 이상 경과한 사람들 중에는 이상하게도 신장에 고장이 생겨, 중증자는 사망한다고 하는 사고가 발생했다. 이들 증례를 관찰한 의사들에 의해서, 그 사인을 '압궤증후군(壓潰症候群 : 눌려 망가뜨려진 데 따른 여러 가지 증상)'이라고 명명되었다.

트루에타 박사는 옥스포드의 낫필드 의학연구소에서 이 원인을 해명하려고 4명의 협동자와 함께 토끼를 이용하여 혈액순환의 실험을 시작했다. 즉, 토끼의 하지를 지혈기로 묶어서 혈액을 차단하고, 그것이 신장의 혈액순환에 어떠한 영향을 미치는가를 조사해 보았다. 그 결과, 신피질의 혈관은 경련을 일으키고, 극도의 빈혈에 빠져 있는 것을 알았다. 이렇게 하여 발의 고장이 신기능의 저하에 나쁜 영향을 미친다는 것을 알게 되었다.

따라서 우리들이 발에 고장을 일으킨 채로 그대로 방치해 두고 있으면, 그것이 신기능에도 나쁜 영향을 미쳐, 전신권태감이라든가 이(易)피로성, 거기에 부종 등의 증상이 나타나게 된다.

필자는 CFS의 환자들을 진료하는 가운데서, 이 환자들에게는 신기능이 다소라도 저하해 있는 것이 아닌가라고 생각되는 사람들이 많다는 것을 알았다. 니시(西式)건강법에서는 '발의 고장은 만병의 원인'이라고 경고하고 있으며, 특히 발과 신장의 관계가 중요시되고 있다.

신기능의 저하라고 해도 그것은 혈액검사나 오줌검사 등에서 이상이 나타날 정도가 아닌 극히 경미한 이상이기 때문에, 환자들이 병원 등에서 진찰을 받고 여러 가지 검사를 해 보아도 모르는 경우가 많다. 이와 같은 상태를 필자는 '둔중신장(鈍重腎臟 : 신장 피로로 인한 기능 저하증)'이라고 호칭하고 있는데, 이 둔중신장 중에 CFS도 포함되어 있다는 것을 알게 되었다.

CFS의 원인이 무슨 세균이나 스트레스에 의한 감염인 경우도 당연히 생각되지만, 그러한 감염을 가능하게 해버린 우리들의 저항력 저하를 우선 문제시하지 않으면 안 될 것이다.

한편 CFS의 원인이 스트레스에 의해서 야기되는 것이 아닌가 하는 설도 당연히 있을 수 있지만, 그 스트레스의 내용이 단순한 심인성의 것만이 아니고, 좀 더 널리 발의 고장이라고 하는 것이 스트레스(왜력〈歪力〉)의 원인이 되어 있다고 하는 것을 알아 주었으면 한다.

ㄹ. 일상 기거동작의 버릇 고치기

그렇다면 오랫동안 계속된 일상의 기거동작의 버릇이 쌓이고 쌓여서 이미 신체의 각 부에 이상이 나타나 여러 가지의 이상이 되어서 표면에 나타난 것, 예컨대 어깨의 결림, 요통, 전신권태, 하지의 관절통 등을 어떻게 고칠 수가 있는가 하는 문제에 대해서 설명하기로 한다.

어깨의 결림이라든가 요통, 하지의 관절통 등의 증상을 호소하여 현대의학의 병원에서 진찰을 받고 치료를 받는다고 해도 대개는 주사라든가 약만의 치료로 끝나 집으로 돌아온다는 일을 되풀이할 뿐이다.

그러나 잘 생각해 보면, 오른쪽 어깨의 집요한 결림은 실은 〈그림 1〉의 B 또는 C 타입의 발로 걷고 있는 것이 참원인이며, 이 B, C의 발의 타입을 A로 바꾸는 이외에 근치법은 없다고 해도 과언은 아니다.

요통도 그 예외는 아니다. 예컨대 발의 아킬레스건에 염증을 일으키고 있는 사람은 상체의 요추골에 이상을 일으키기 쉽다는 것을 알면, 이 아킬레스건의 염증이 비록 경미한 것이라 하더라도, 고쳐 두지 않으면, 일시적인 치료로 요통이 나아도 다시 재발, 또 재발되는 것이 아닌가.

목의 염증을 종종 되풀이하여 열을 내는 것도 그 기본이 실제로는 발의 좌우 비대칭이 원인이라고 하는 것을 알아 두지 않으면 안 된다.

결국은 오랫동안 무의식적으로 되풀이해 온 기거동작의 나쁜 버릇을 고치는 것이 근본적인 치료가 되리라고 본다.

그러면 그 치료법을 어떻게 하면 좋은가 하는 문제인데, 그러려면 필자가 오랫동안 신봉하여 실천을 거듭하고, 또한 많은 환자들에게도 응용하여 주목할 만한 좋은 성적을 올려 온 니시(西式)건강법을 꼭 실행하도록 권하고 싶다.

그 실행법은 권말에 설명해 두었으므로, 그것을 잘 읽어서 곧 실천해 볼 일이다. 의외로 간단하며, 곧 숙달될 것이다.

그 중에서 6대법칙(① 평상 위에서 잔다, ② 반달형의 목침 사용, ③ 금붕어운동, ④ 모관운동, ⑤ 합장합척운동, ⑥ 배복운동)이 가장 기본적인 것이다. 이 6대법칙을 매일 규칙적으로 실행하고 있으면, 오랫동안 신체의 각 처에서 비대칭으로 되었던 것도 차차로 교정되어서 좌우 대칭으로 된다.

일반적으로 기거동작(起居動作 : 일상생활에서의 행동과 거동)이 쌓이고 쌓여서 하지나 팔 등이 좌우 비대칭으로 된 것을 교정하기 위해서는 지금까지 해 온 동작을 정반대로 하지 않으면 안 되리라고 생각된다.

지금까지 해 온 동작을 반대로 하지 않으면 안 되는 것이지만, 그것을 실행에 옮겨 보면 얼마나 귀찮은 일인가를 잘 알게 된다.

예컨대, 계단을 오를 때 지금까지 오른쪽 발부터 첫발을 내고 있었던 것을 이번에는 의식적으로 왼쪽 발부터 첫발을 낸다. 또한 바지를 입는 데에 지금까지 오른발부터 끼고 있었던 것을 이제부터는 왼발부터 낀다. 벗을 때는 왼발부터 벗고 있었던 것을 오른발부터 벗는다. 그리고 뒤의 사람으로부터 호명되었을 때, 지금까지 왼쪽으로 얼굴을 돌려 뒤로 돌아다보고 있었는데, 이번에는 오른쪽으로 향하여 뒤로 돌아다본다고 하는 일을 하지 않으면 안 된다.

뒤쪽에서 '코오다 씨, 잠깐'하고 이름이 불리워져서 '네'하고 대답한 것은 좋으나, '가만 있자, 이번에는 오른쪽으로 되돌아보지 않으면 안 되는구나'와 같이 생각하고 있으면 해가 저물어 버리지 않겠는가.

그러므로 일상생활에서의 행동과 거동의 버릇 고치기라고 해도 이치대로는 도저히 될 수 있는 것이 아니다. 그래서 조금 불완전한 방법이라도 수월하게 할 수 있는 방법을 취하여 그것을 매일 끈기있게 계속하는 것이 좋다고 하는 것이 된다.

그것이 니시(西式)건강법이다. 물론 이소가이식 역학요법(이소가이 선생이 창시)과 같은 훌륭한 민간요법도 있어서 골반의 교정 등을 단기간에 할 수 있는 것도 있으므로 흥미있는 분은 시도해 보는 것이 좋을 것이다.

그런데 니시(西式)건강법에서 좌우의 비대칭을 고치는 가장 좋은 운동은 붕어운동과 합장합척운동 및 배복운동이므로, 이 3개의 운동을 열심히 실행하여 이것이 일상의 습관이 될 때까지 계속하는 것이 버릇고치기에 있어서는 빼놓을 수가 없다.

역시 무엇이라 해도 '계속은 힘이다' 합장합척운동 등도 매일 계속하고 있는 사이에, 반듯이 누운 자세에서 양쪽의 발을 벌렸을 때의 각도가 차차로 대칭적이 되어지는 것을 알고 대단히 기뻐하게 될 것이다. 그 무렵이 되면 모관운동을 행하여도 좌우의 족각이 평등하게 잘 미진동될 수 있게 되어 있다. 그 때까지 오른쪽 발과 다리만이 부드럽게 진동되고 왼쪽 발과 다리는 뜻대로 흔들리지 않았는데 그것이 나아진 것이다.

이렇게 하여 토대가 좌우 대칭적이 되어짐에 따라 신체의 상부에 보인 좌우 비대칭도 자연히 해소되어지는 것을 알게 될 것이다. 예컨대 그 때까지 왼쪽 눈은 쌍꺼풀이고 오른쪽 눈은 한꺼풀이었는데, 그 오른쪽 눈도 쌍꺼풀로 바뀌어지게 되는 것이 아닌가.

따라서 씨름꾼이라도 양 손바닥을 탁탁 칠 때 좌우의 손바닥이

나란히 되는 역사는 정말로 건강하며 점점 더 강해져 가지만, 나란히 되지 않는 역사는 이 좌우 비대칭을 교정하는 것이 강하게 되기 위해서는 반드시 필요하다. 그럴려면 니시(西式)건강법을 택하여 열심히 실행하는 것이 좋으리라고 생각한다.

ㅁ. 발의 고장을 고치는 모관운동

CFS의 환자들을 진료하는 가운데서 잘 알게 된 것은, 환자들 중에는 발에 고장을 일으키고 있는 사람들이 대단히 많다는 것이다. 이 발의 고장이 원인이 되어서 상부의 목이나 신장 등에 나쁜 영향을 미치고 있다. 특히 발목에 소오렐씨병을 갖고 있는 사람은 피로하기 쉽다고 하는 특징이 있다.

소오렐씨병을 갖고 있는 사람은 야간수면 중에 직장온도가 조금 상승하는 경향이 있다. 독자 여러분도 한 번 자기의 직장온도가 수면 중에 어떻게 상승하는가를 조사해 보라.

먼저 자기 전에 체온계를 항문에 넣어서 직장온도를 측정해 둔다. 그리고 잠이 들어서 1시간 반이나 2시간 정도 지났을 무렵에 한 번 더 항문에 체온계를 넣어서 직장온도를 잰다. 이 때 전회의 직장온도보다 어느 정도 상승했는가를 잘 알아둘 일이다.

소오렐씨병의 정도가 심한 사람일수록 직장온도의 상승도 커진다. 이와 같은 사람은 수면 중에 반드시 땀을 흘리고 있다. 그 때문에 자기 전의 체중이 아침의 기상시에는 500g이나 1kg이나 줄어 버린다고 하는 일도 있다. 이러한 사람은 아침의 기상시에 전신이 나른하고 기분 좋게 일어날 수가 없다.

따라서 아침에 기분 좋게 상쾌한 기분으로 일어날 수 있게 하기 위해서는 밤의 수면 중에 땀을 흘리면 안 된다. 그럴려면 발의 소오렐씨병을 고쳐서 수면 중에 직장온도가 상승하지 않는 신체로 만들어야 한다.

또한 이 소오렐씨병을 갖고 있는 사람은 비타민 C의 결핍에 빠지기 쉽다. 그것은 밤의 수면 중에 체온이 상승하기 때문에 낮에 취한 비타민 C가 파괴되어 버리기 때문이다. 자기로서는 야채나 과실을 충분히 먹어서 비타민 C를 충분히 취하고 있다고 생각하고 있지만, 아침에 일어나서 이를 닦으면 잇몸에서 출혈한다든지, 발·다리 등에 조금밖에 타박을 입지 않았는데도 내출혈로 '시퍼런 멍'을 만들고 있는 사람들은 밤의 수면 중의 직장온도 상승을 먼저 고칠 대책을 생각할 필요가 있다.

이와 같이 발의 고장은 여러 방면에 나쁜 영향을 미쳐 '만병의 원인'이 되므로, 이것을 고치는 것을 생각하지 않고 건강하게 될 리는 없다.

그것을 모르고 친구가 조깅을 해서 건강하게 되었으므로 자기도 해 볼까라든가, 등산을 하여 건강하게 되었다고 자랑하는 사람의 모습을 보고 자기도 등산으로 신체를 단련해 볼까 하는 무모한 계획을 세우는 일을 종종 하고 있다. 그 결과 발의 고장을 한층 더 나쁘게 해서 목의 염증이 악화하여 고온을 낸다든지 편도선이 화농하여 자리에 눕지 않으면 안 된다고 하는 지경에 놓이게 된다.

발에 고장을 지닌 채 조깅한다든지 등산한다든지 하는 것은 자살행위라고 극언해도 좋을 정도이다.

이 고장을 방치한 채로 다른 어떠한 요법을 받아도, 또한 명상이나 좌선 등을 열심히 행하여도, 병은 나아지지 않는다. 역시 자연의 법칙에 맞는 바른 치료를 행할 필요가 있다. 그것이 필자가 권하는 니시(西式)건강법의 모관운동이다.

대단히 서두가 길어졌지만, 이 모관운동은 발의 고장을 고치는 데에 훌륭한 효과를 발휘하며, 또한 전신의 혈액순환을 좋게 하는 데도 뛰어난 효과를 나타낸다. 그러므로 CFS를 극복하고 싶어하는 사람들에게는 꼭 이 운동을 실행해 주었으면 한다. 실행한 분은 그 효과의 뛰어남에 놀라리라고 생각한다.

모관운동의 방법에 대해서는 권말에 설명이 있지만, CFS와 같이 발의 고장을 갖고 있는 사람들은 반드시 '발틀'을 발목에 끼워서 운동 중 발목이 흔들거리지 않도록 꽉 고정시켜 행함이 좋다. 발틀을 끼우지 않고 발목을 흔들거리게 하면서 모관운동을 행하고 있으면 발목의 고장이 반대로 악화하는 경우도 있기 때문이다.

그리고 발의 고장을 고치기 위해 식생활면에서 주의하지 않으면 안 되는 것은 과식을 될 수 있는 대로 삼가고, 또한 단것이나 알코올음료도 될 수 있는 대로 삼가할 일이다.

그리고 앞에서 말한 바와 같이, 발에 고장이 있는 사람은 비타민 C가 결핍되기 쉬우므로 그 보급에 유의하고, 비타민 C가 많은 야채나 과실을 매일 섭취하도록 노력해 보라. 또한 차도 비타민

C가 많은 감잎차를 상용하도록 권해 둔다. 또한 될 수 있으면 천연의 비타민 C를 풍부하게 함유하고 있는 아세롤라 같은 것을 1일 1g 정도 섭취해도 좋다고 생각한다. 이것은 야간 수면 중에 직장온도가 상승하지 않게 될 때까지 계속해 주라.

③ 약해진 피부기능의 단련법

최후의 버릇고치기는 두꺼운 옷을 입거나 과도한 냉난방의 습관으로 피부 기능이 약해진 사람들의 피부단련법을 조금 서술해 두려고 한다.

CFS의 환자들에게는 심한 냉증에 또한 몹시 추위를 타는 사람들이 대단히 많음에 놀란다. 여름에도 양말을 신고 있는 사람들도 적지 않다. 또한 추위를 가장 많이 타는 사람으로, 가을이 깊어가 추운 계절풍이 불기 시작하면 곧 방 화로를 내서 그 속에 들어가는 사람들도 많다. 개중에는 회로(懷爐 : 품속에 지녀 몸을 따뜻하게 하는 금속제의 작은 기구) 2~3개를 배와 허리에 넣고 있는 사람들도 있다.

이와 같이 추위의 스트레스를 면하기 위해서 두꺼운 옷을 입고, 난방이나 방 화로 속에서 생활하고 있으면, 차지지는 않지만 신체에 갖추워져 있는 자연치유력, 즉 저항력이 점점 약해지게 된다. 이러한 상태로는 도저히 CFS라고 하는 '난증'을 극복하지는 못할 것이다. 따라서 즉시 발분하여 약해진 피부기능을 단련하는 방법을 진지하게 생각해 주었으면 한다.

피부를 단련하는 방법으로는, 예컨대 건포마찰이라든가 냉수마찰 등이 흔히 일반적으로 행하여지고 있는데, 최근 피부를 마찰한다고 하는 것에 조금 반론이 나와 있다. 그것은 알레르기 체질로 아토피성 피부염이나 습진이 나타나 있는 사람들이 건포마찰이나 냉수마찰을 행하면 피부를 손상시켜 증상이 악화하는 경우가 많기 때문이다.

일본에는 지금 700만 명이나 800만 명이라 일컬어지고 있는 아토피성 피부염의 환자들이 있으므로, 그러한 사람들에게는 건포마찰이나 냉수마찰을 권고할 수는 없는 것이다.

그래서 누가 해도 안전하고 또한 확실한 효과가 기대될 수 있는 피부단련법으로서 필자는 니시(西式)건강법의 풍욕과 냉온욕, 거기에 6대법칙 중의 평상침대와 목침의 사용을 권해 두고 싶다.

풍욕법(나체요법)은 중병인이나 심하게 추위를 타는 사람, 몸이 냉한 사람에게는 최적의 피부단련법인 동시에 치병효과도 높다는 호평을 얻고 있으며, CFS 극복을 열망하고 있는 사람들에게는 꼭 실행해 주었으면 한다.

다음에 풍욕법이나 냉온욕, 거기에 평상침대와 목침의 사용법에 대해서 조금 설명해 두기로 한다.

ㄱ. 풍욕법(나체요법)

풍욕법이란 실내에서 나체 또는 팬츠만 입고 전신을 공기에 노출시키는 것인데, 착의와 나체를 번갈아 되풀이 행하는 것이 흥미 있는 방법이라고 말할 수 있겠다.

시간은 다음 〈표 6〉대로를 정확히 지키도록 되어 있다.

처음으로 행하는 경우에는 다음의 순서를 지킬 필요가 있다.

표 6 ▶▶▶ 풍욕법 시간표

횟수	창문을 열고 나체가 되는 시간	창문을 닫고 이불을 두르는 시간
1	20초	1분
2	30초	1분
3	40초	1분
4	50초	1분
5	60초	1분 30초
6	70초	1분 30초
7	80초	1분 30초
8	90초	2분
9	100초	2분
10	110초	2분
11	120초	2분

단, 몸을 덥힌다 해도 땀이 나지 않을 정도로 한다.
주 : 풍욕법을 오래 행하여 익숙해지게 된 사람이라도 위의 시간은 엄수할 것

그림 5 ▶▶▶ 풍욕법

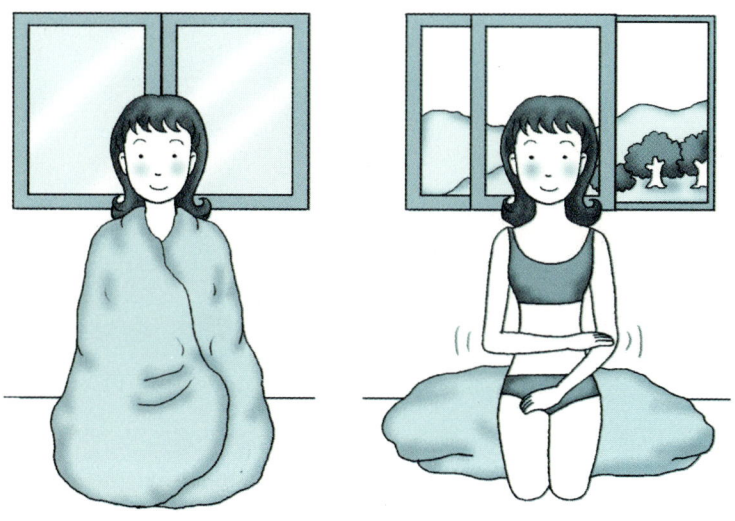

제2장 CFS를 생활습관병으로서 포착한다

제1일째 20초부터 시작하여 70초까지 행한다.
제2일째 20초부터 시작하여 80초까지 행한다.
제3일째 20초부터 시작하여 90초까지 행한다.
제4일째 20초부터 시작하여 100초까지 행한다.
제5일째 20초부터 시작하여 110초까지 행한다.
제6일째 20초부터 시작하여 120초까지 행한다.
이 후 매일 20초부터 시작하여 120초까지 속행한다.

처음부터 바로 20초부터 120초까지 행하면 감기에 걸릴 염려가 있으므로 반드시 70초까지로 해 두도록 주의해야 한다.

실시시간은 원칙적으로 일출 전과 일몰 후에 행하게 되어 있지만, 병약자는 정오를 지난 제일 따뜻한 시각에 시작하여 매일 30분~1시간씩 당겨서 점차 오전 5, 6시경에 이르도록 한다.

체질개선을 위해서는 1일 3회 정도 실행하는 것이 바람직하다고 되어 있지만, 암이나 아토피성 피부염 등의 환자에게는 1일 8회에서 10회 정도 행하는 경우도 있다.

현재 아토피성 피부염으로 코오다 의원에 입원 중인 I 씨(여성, 28세)는 입원 후 이 나체요법을 매일 8회 실행하고 있는데, 입원 후 3개월여로 아주 몰라볼 정도로 깨끗한 피부가 되어졌다. 게다가 매년 겨울이 되면 수족이 냉하여 동상이 생겨 곤란했는데, 이번 겨울은 신기하게도 수족이 따뜻해지고 동상이 생기지 않는다는 것이다.

또한 위암의 수술을 받고, 그 후의 재발을 방지하기 위해서 코오다 의원으로 통원하며 요양 중인 N 씨(남성, 62세)는 매일 이 풍욕을 11회, 많을 때는 13회 행하고 있는데, 입원 후 2개월만에 놀라울 정도로 피부의 색깔이 고와졌다. 그 위에 신기하게도 이 풍욕을 행하니 장이 잘 움직여서 재미날 정도로 가스가 잘 나오게 되었다는 것이다.

그 결과 지금까지 쭉 계속되고 있었던 끈질긴 비틀거림이 완전히 가셔져서 매일 상쾌한 기분을 맛볼 수 있게 되었다. 또한 가스가 잘 나오게 되고부터 수족의 냉증이 신기하게도 낫고, 야간에 발가벗은 채로 평상침대에서 안면할 수 있게끔 추위에도 강해졌다고 기뻐하고 있다.

이상과 같이 풍욕법을 행하면 장이 잘 움직이고, 가스의 배설이 부드럽게 행하여지고, 변통도 좋아지게 된다.

피부의 단련과 변통과의 관련도 이와 같이 밀접하다는 것을 알면, 건강하게 되기 위해서는 나체요법이 절대로 빼 놓을 수 없는 중요한 것이라고 이해될 것이다.

현재 입원 중인 CFS의 환자 A 씨(여성, 33세)도 이 풍욕법을 1일 6회 행하고 있는데, 안색도 눈에 띄게 좋아지게 되고 생기가 몸 전체에 넘쳐 나는 것이 아닌가. 그 위에 10월 말인데도 내의 한 장으로도 추위를 느끼지 않을 정도로 건강하게 되어 있다.

이와 같이 풍욕법은 CFS를 극복하고 싶은 사람이라면 적어도 1일에 3회, 될 수 있으면 6~8회 정도는 해 주었으면 한다.

ㄴ. 냉온욕

다음은 냉온욕의 방법에 대하여 조금 설명해 두려고 한다. 냉온욕이란 냉수욕과 온수욕을 번갈아 1분간씩 되풀이하는 입욕법으로, 먼저 냉탕에 1분간 들어가고, 이어서 이번에는 온탕에 1분간 들어가고, 다시 냉탕에 1분간 들어간다고 하는 식으로 냉-온-냉-온-냉-온-냉-온-냉으로 되풀이하는 것이다.

처음은 반드시 냉탕부터 들어가고, 최후도 냉탕에서 끝내므로 냉탕이 1회 더 많다. 그러나 처음으로 냉온욕을 행하는데 추위를 타는 사람은, 처음은 냉탕에 들어가는 것이 대단히 힘들 것이므로 온탕부터 먼저 들어가는 것도 당분간은 어쩔 수 없을 것이다. 그러나 익숙해짐에 따라서 곧 정규대로 냉탕부터 먼저 들어가도록 한다.

대체로 냉탕 5회, 온탕 4회 정도가 적당하다. 그러나 병에 따라

그림 6 ▶▶▶ 냉온욕법

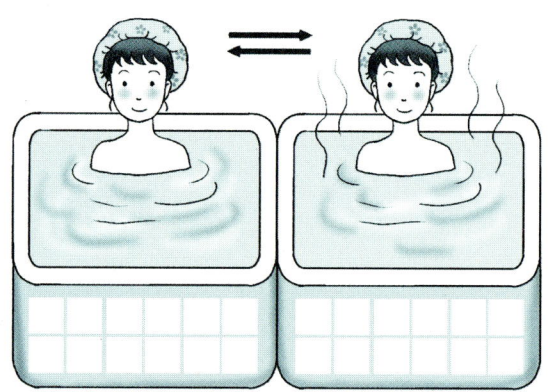

서는 냉탕을 10회 이상 행하는 경우도 있다.

　물의 온도는 여름·겨울 할 것 없이 14~15도가 이상적이다. 우물물을 사용하는 경우에는 여름은 17~18도, 겨울은 12~13도로 좋지만, 수돗물로 행하는 경우는 겨울에는 6~7도 정도까지 내려가므로, 조금 온수로 덥힐 필요가 있다. 한편 온수의 온도는 보통의 입욕시의 온도, 즉 41~42도 정도가 좋다.

　그러나 이 냉온욕은 고혈압이라든가 심장에 질환이 있는 사람은 금지함이 좋다. 고혈압환자가 무리를 하고 냉수욕을 했기 때문에 뇌출혈을 일으켰다고 하는 사고도 있으므로 주의가 필요하다.

　이상과 같은 냉온욕을 매일 1회, 될 수 있으면 2회 행함으로써 피부의 청결도가 눈에 띄게 향상되게 된다.

　비누를 써야 하는가 하는 문제인데, 냉온욕을 매일 실행하고 있으면 그럴 필요가 없어진다. 그 이유로서는, 온탕에 들어갔을 때 피부는 잘 펴져오지만 냉탕에 들면 갑자기 수축하기 때문에, 이것을 번갈아 되풀이하고 있으면 피부는 미세하게 세탁되는 셈이 된다.

　이것을 실제로 관찰하고 있으면, 물 속에서 피부가 쫙 수축하기 때문에 때가 물 속에 떨어지는 것을 알 수 있다. 따라서 물 속에 떨어진 때가 물 표면에 떠오르므로 냉탕의 물은 계속 흐르게 하여 표면에 떠있는 때를 흘려 보내도록 한다.

　이상과 같이 냉온욕을 매일 실행하고 있는 사람은 비누도 불필요하고 피부도 곱게 된다.

또한 이 냉온욕은 우리들의 피로를 일소하는 데에 최고의 효과가 기대될 수 있으므로 유명하게 되어 있다. 냉탕에 들면 혈관이 갑자기 수축하여 말초의 혈액을 제빨리 심장쪽으로 되돌리고, 온탕에 들었을 때는 혈관이 확장하여 말초로 혈액을 이끌며, 그것을 번갈아 되풀이하면 혈액의 순환이 대단히 좋아져, 수족에 정체해 있던 피로물질 등도 모두 폐나 간장 등에서 아주 새롭게 되어 버린다.

그 결과 냉온욕을 하기 전에는 그처럼 피로하고 있었는데, 입욕 후에는 깨끗이 해소되어 실로 기분이 좋은 것을 알고 모두 놀란다.

한 번 이 상쾌한 기분을 맛본 사람은 이후 냉온욕의 매력에 사로잡혀 중단할 수가 없게 된다. 필자도 그 한 사람이다. 냉온욕을 시작하여 약 반 세기 거의 매일 빠지지 않고 계속하고 있는 것도 냉온욕을 한 후의 이 무엇이라고 말할 수 없는 상쾌감을 잊을 수 없기 때문이다. 강연회 등에 나가 오랜 시간 이야기를 한 결과 녹초가 될 정도로 피로해진 날에는 돌아오는 열차 속에서 '빨리 집으로 돌아가 냉온욕을 했으면 좋겠구나'하는 기분이 언제나 솟구쳐 오게 된다.

그 정도로 냉온욕은 피로회복에 약효를 나타내는 것이므로, 언제나 피로감에 시달리고 있는 CFS의 환자들에게 있어서는 이 냉온욕은 정말로 구제의 신이 될 것이다.

실제로 이번의 건강합숙에서도 환자들이 한결같이 이 냉온욕의 효용을 확인하였다.

ㄷ. 냉증과 글로오뮈(부혈행로〈副血行路〉)의 관계

냉증에 시달리고 있는 사람에게 있어서는 체내에 있는 글로오뮈(glomus 혈액순환의 부혈행로〈副血行路 : 동정맥문합〉)라는 것을 잘 알아 둘 필요가 있다.

글로오뮈라고 하는 명칭은 1707년 프랑스의 레아리 레아리이스 박사가 발견하였으므로 그에게 경의를 표하기 위해 프랑스어 그대로 사용한다(그림 7 참조).

이 글로오뮈의 작용에 대하여 조금 설명해 두기로 한다.

혈액은 체내를 순환하고 있는데, 먼저 심장으로부터 나간 혈액은 대동맥에서 차차로 세동맥으로 갈라져 흘러가 드디어 모세 혈

그림 7 ▶▶▶ 글로오뮈

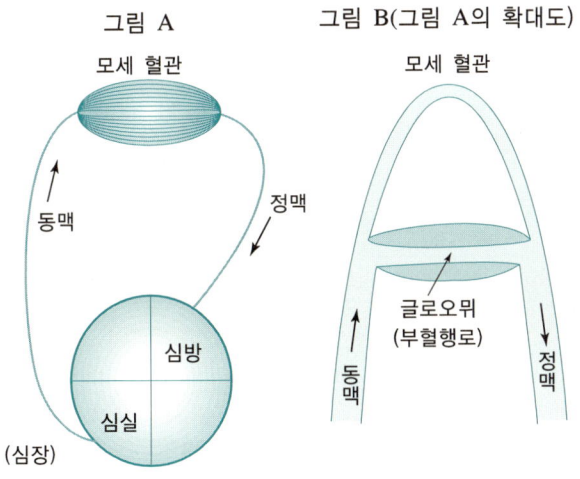

관(현미경으로 보지 않으면 안 되는 가는 혈관) 속을 흐르게 된다. 그 후는 세소정맥(細小靜脈)의 쪽으로 흘러가 다시 차차로 굵은 정맥에로, 다시 대정맥에서 심장의 우심방으로 되돌아온다.

그런데 세소동맥(細小動脈)에서 모세 혈관으로 가는 이쪽에 동맥에서 직접 정맥으로 빠지는 지름길의 혈관이 하나 더 있다. 즉, 혈액이 모세 혈관을 지나지 않고 직접 소정맥으로 빠져버리는 혈관이므로 이것을 동정맥문합지(動靜脈吻合枝 – 부혈행로)라고 부른다. 즉, 이것이 글로오뮈이다. 속된 말로 바이패스이다.

이 혈관은 생체 내의 모든 기관에 갖추워져 있으며, 혈액순환의 조절에 중요한 역할을 연출하고 있는 셈인데, 특히 피부표면에 많이 분포해 있다.

냉증은 글로오뮈와의 관계로 글로오뮈가 건전한 작용을 하고 있는 한 수족이 냉해진다고 하는 일은 없다는 것을 알게 되었다. 수족이 냉해서 곤란하다고 하는 사람들은 피부표면에 존재해 있는 글로오뮈가 바르게 기능하고 있지 않기 때문이다.

이것은 동경대 의학부의 요시토시 교수의 연구로 명백하게 되었다(「일본 의사회 잡지」 1965년 2월 1일호 참조).

그 내용은 다음과 같은 것이었다. 즉, 먼저 손을 빙수 속에 넣는다. 그러면 피부표면에 있는 모세 혈관은 수축하여 혈액의 흐름이 적어진다. 이것은 생체가 체온을 뺏기지 않으려는 방위책에서 피부표면의 혈류를 적게 하는 수단으로 나왔기 때문이다.

그 결과 피부온도는 저하하여 차갑게 된다. 그러나 조금 있으면 마찬가지로 빙수 속에 손을 넣고 있는데도 피부온도가 상승하게 된다. 즉, 따뜻하게 되어 온다.

　이것은 대체 무엇을 의미하는가 하는 문제인데, 즉 글로오뮈가 열려서 동맥혈이 모세 혈관을 지나지 않고 직접 정맥으로 흘렀기 때문이라고 하는 것을 알았다. 그것은 정맥 속을 흐르는 혈액의 산소압을 측정함으로써 확인되었다.

　이 실험에 의하여 글로오뮈의 기능이 건전한 한 수족이 냉해서 곤란하다고 하는 일은 있을 수 없다는 것을 알았다. 그러므로 냉증으로 고생하고 있는 사람은 무엇보다도 먼저 이 글로오뮈를 건전하게 한다고 하는 문제를 진지하게 생각할 필요가 있다.

　그 가장 좋은 방법이 실은 니시(西式)건강법에 있는 것이다. 니시(西式)건강법 속에 있는 풍욕이나 냉온욕, 거기에 6대법칙 중에 있는 모관운동 등은 다 이 글로오뮈를 건전하게 하기 위해서는 빼놓을 수 없는 건강법이다.

　또한 코오다 의원에서 지도하고 있는 단식요법이나 생채식요법 등도 불건전하게 된 글로오뮈를 다시 건전하게 하는 데에 대단히 유효한 방법이라는 것을 덧붙여 둔다.

　최근에는 이 글로오뮈가 단지 냉증만이 아니고 뇌출혈이나 심근경색, 혹은 당뇨병성 망막염이라든가 고혈압증 등의 발증에도 크게 관계하고 있다는 것을 알게 되었다. 이들 질환을 치료하고 또한 예방하기 위해서는 이 글로오뮈의 건전화를 어떻게 하여 실현할 것인가 하는 문제를 진지하게 생각할 필요가 있다.

그럴려면 뭐라고 해도 이 니시(西式)건강법의 실천이 아니겠는가 하고 필자는 강하게 권고하고 싶다. 가까운 장래에 현대의학도 이 니시(西式)건강법의 훌륭한 진가를 인정할 것임에 틀림없을 것이라고 나는 확신하고 있다.

ㄹ. 평상침대와 목침의 사용

냉증을 고치고 추위를 많이 타는 것을 고치는 수단으로서 하나 더 권고해 두고 싶은 것이 6대법칙 중에 있는 평상침대와 반달형의 목침 사용이다.

니시(西式)건강법을 처음으로 실행하는 사람에게 있어서 이 평상침대와 목침의 사용에는 적지 않게 저항을 느낀다. 지금까지 폭신한 요 속에서 자고 있었는데 단단한 평상 위에서 자는 것이므로 언짢아하는 것은 당연한 일인지도 모른다. 하물며 그것이 추운 겨울의 계절이라고 하면 '조금 기다려 주어, 이번 봄이 오고부터 시작하기로 하자'고 말하고 싶어질 것이다.

당연한 일이다. 당장 평상 위에서 잔다고 하는 것은 역시 무리한 이야기로, 거기에는 역시 초심자용의 배려가 필요하게 된다.

처음은 지금까지 두 장 깔고 있었던 요를 한 장으로 줄인다든가, 한 장의 요를 조금 엷은 것으로 바꾼다든가 해서 거기에 익숙해지게 되면, 이번에는 판자 위에 모포를 두 장 정도 깔고, 그 위에 시트와 같은 것을 겹치고, 그 위에 자는 식으로 차차로 훈련하여 가면 된다.

이렇게 하여 서서히 익숙해지게 하면서 차차로 평상 위에서 나체로 밤새도록 안면할 수 있게 된다면, 이미 니시(西式)건강법의 베테랑이 되어 있는 셈이다. 그 때까지 끈질기게 훈련해 가는 것이 성공의 비결이다. 결코 도중에서 중단하지 않도록 해야 한다.

최종적으로는 겨울이라도 발가벗은 채로 아무 것도 깔지 않고 바로 평상 위에서 잘 수가 있게 되도록 하는 것인데, 여기까지 오면 냉증도 추위를 많이 타는 것도 완전히 낫게 된다.

CFS로 남보다 갑절이나 추위를 타는 사람이라든가, 여름에도 양말을 뗄 수가 없다고 하는 사람들도 이 이상적인 건강상태를 언제나 머리에 떠올리면서 끈질기게 마이페이스로 나아가기를 바란다.

이상 CFS를 생활습관병으로서 포착하여, 환자들이 오랫동안 쌓아온 나쁜 습관(버릇)을 어떻게 하면 고칠 수 있는가를 구체적으로 개설해 왔다. 즉, '건강법'의 실천방법이다.

이 '건강법'을 끈기 있게 실행하여 바른 생활습관이 몸에 붙으면, 생체 내에 숨겨진 자연치유력에도 힘이 붙어, 비록 CFS의 원인이 무슨 세균이나 바이러스, 혹은 스트레스라 하더라도 그들을 접근시키지 않는 저항력이 생기기 때문에 CFS를 거뜬히 극복하는 데에 성공하리라고 확신한다.

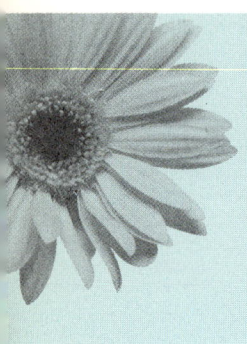
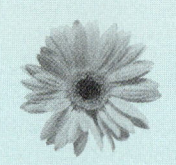

제 2 부

건강합숙 사례

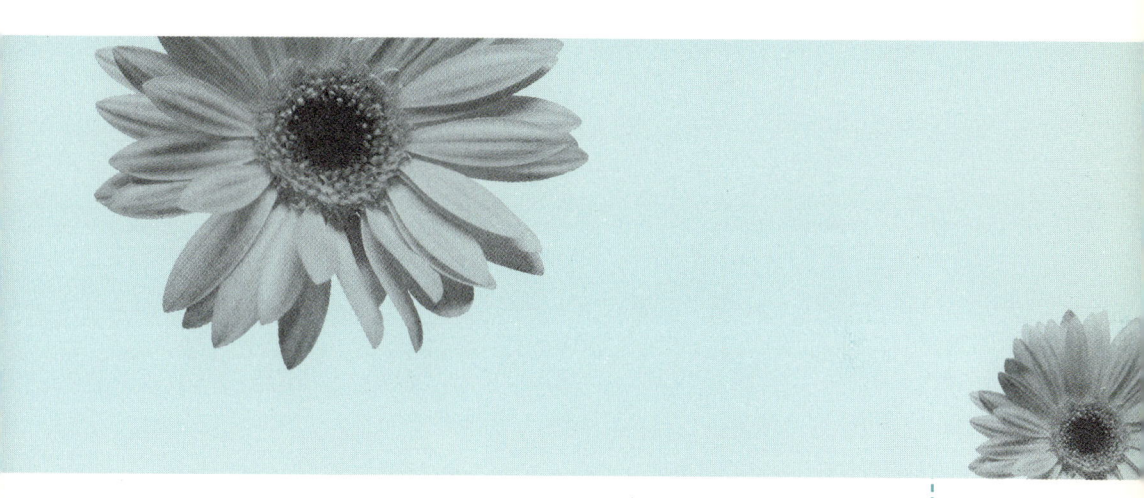

제1장 만성피로증후군 극복의 모임
제2장 건강합숙의 내용
제3장 건강합숙의 성적
제4장 참가자의 체험기와 그에 대한 코멘트

제1장
만성피로증후군 극복의 모임

h·e·a·l·t·h

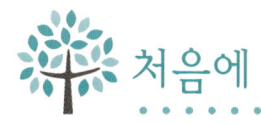 처음에

만성피로증후군 극복의 모임이 야오(八尾)건강회관 동지회에 창설된 것은 1995년 5월 6일의 일이다.

이와 같이 병 극복의 모임이라고 이름이 붙는 조직이 발족하는 것은 본회가 처음인 것은 아니고, 그 외에도 위장병, 간장병, 심신증 등의 극복의 모임이 있고, 각각이 어느 정도의 독자성을 가지면서 자유스럽게 활동하고 있다.

그리고 이 만성피로증후군 극복의 모임은 다른 병의 극복의 모임과는 조금 다른 목적을 가지고 활동하고 있는데, 그것은 세간의 일반

사람들이 이 병에 대해 인지도가 낮다는 것에 연유한다.

일전에도 코오다 의원에서 요양 중인 어느 환자로부터 들은 이야기인데, 그 분의 아버지가 아는 의사에게 '우리집 아이는 만성피로증후군이라고 하는 병에 걸렸다고 하는데, 도대체 어떤 병인가'하고 물은 즉 '그런 병은 없다'고 대답했던 모양인데, 지금 그 환자는 부친으로부터 엄격하게 추궁을 받고 곤란해하고 있다고 한다.

병이 아니라고 하면 이 몸의 고달픔은 도대체 무엇인가 하는 것이다. 원인이 불명인 위에 심한 정신불안정상태를 수반하기에 내과보다 정신과로 돌려져 더욱 큰 스트레스를 받고 있는 환자들이 전국에 얼마만큼 있는 것인가. 학생이나 근무하는 사람이면 등교·출근 거부라고 하는 형태가 되어서 자타가 함께 '이것은 게으른 마음이 일으킨 꾀병이다'고 굳게 믿게 되어 고민하고 있는 사람들이 얼마나 많이 있는 것인가.

우리들 만성피로증후군 극복의 모임의 큰 목적의 하나는 필연적으로 세간의 일반 사람들이 이 병에 대한 모든 오해를 풀도록 활동해 간다고 하는 것이다.

그리고 가장 중요한 목적이며, 여러 가지 같은 만성피로증후군 관련의 모임과 성질을 달리하고 있는 점이기도 한 것은, 이 원인불명이라고 일컬어지고 있는 난치병은 불치병 같은 것은 아니고, 바른 식사와 운동으로 누구라도 극복할 수가 있는 '신체의 병'이라고 하는 것을 세상에 널리 알리려고 활동한다고 하는 것이다.

만성피로증후군이 나은 임상례는 다른 병원에도 여럿 있지만, 니시(西式) 코오다요법을 실행하면 어떤 상태의 환자도 반드시 나아지게 되므로 그들과는 전혀 의미가 다르다.

극복 모임의 알선책은 본인을 포함한 전원이 이 요법의 체험자로 구성되어 있다. 우리들은 모두 코오다 선생의 지도를 받아서 자기 스스로의 생활이 병을 야기한 것을 알고, 니시(西式)의 코오다요법을 실행함으로써 만성피로증후군은 낫는다고 확신하기에 이르런 사람들 뿐이다.

이 놀라울 만한 사실을 세상사람들에게 널리 알려 주고 그 보급에 힘쓰고, 또한 한 사람이라도 많은 만성피로증후군의 환자들이 그 병을 고치는 데 도움을 주는, 이것이야말로 우리 극복의 모임의 활동의 주축이 되는 생각이다. 이 생각의 연장선상에 이번에 행하여진 제1회 만성피로증후군 입원합숙이 있었다.

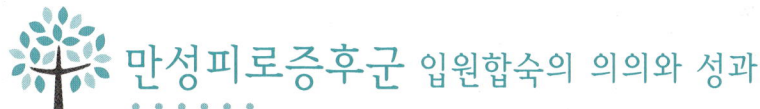

만성피로증후군 입원합숙의 의의와 성과

코오다 의원에서는 이미 몇 십명이나 되는 만성피로증후군의 환자들에 대한 치병임상례가 있고, 우리 극복의 모임은 그 중 몇 할의 사람들로부터 체험기를 미리 받아 두고 있다. 매우 귀중한 증언이므로 이것도 어떻든 출판할 수 있으면 하고 바라고 있지만, 이것만으로는 전기의 목적을 달성하기에는 불충분하다.

역시 과학적으로 실증되고 인정되는 것을 지향하지 않으면 안 된다. 그래서 코오다 선생의 요청으로 20명 정도의 만성피로증후군의 환자들이 모여, 전원이 같은 내용으로 입원생활을 보내는 것과 병행하여 그 유효성을 조사하는 제검사를 행한다고 하는 건강합숙을 계획하였다.

합숙을 시작함에 있어 실제로 집행을 맡아 주신 이는 산스타연구소의 후지타 소장이었다. 또한 오사카 대학 혈액종양내과의 쿠라츠네 선생이 만성피로증후군에 대한 특수한 검사를 맡아 주었다. 쿠라츠네 선생에게 성원을 부탁한 이가 사카이(堺)시민병원 원장(전 후생성 CFS 연구반 반장)인 기타니 선생이었으며, 양 선생으로부터는 합숙생활에 대한 귀중한 조언을 얻었다. 이들 여러분들의 도움 없이는 도저히 앞으로 나아갈 수는 없었다.

1998년 5월 7일에 시작된 이 합숙은 2개월 후인 7월 10일에 종료되었다. 합숙의 결과가 나오는 데는 좀 더 시일이 걸리지만, 데이터의 해석을 기다리지 않아도 우리들은 이미 환자들로부터 명백한 증상호전의 증언을 듣고 있으며, 그것으로부터 이 요법의 유용성을 알 수가 있다고 하는 것을 잊어서는 안 된다.

그리고 이 책에 수록되어 있는 체험기야말로 그 임상증상의 호전에 대한 환자들의 기뻐하는 목소리를 수집한 것이며, 우리들이 널리 세상사람들에게 알리고 싶어하는 진실의 증언인 것이다.

연령도 성별도 생활력도 모두 다르고, 공통점이라고 하면 같은 병인 사람들이므로 생각도 자연히 달라지리라고 본다. 그런데 이 모든 사람들이 자기의 병은 이 요법으로 고칠 수가 있다고 하는 확신을 갖고 퇴원해 갔다고 하는 것이다. 이것은 간과할 수가 없는 사실이 아니겠는가.

이들 체험기를 읽을 분들이 이 2개월간의 내용이 짙은 체험을 어떻게 받아들일지는 제각기 다를 것이다. 그러나 반드시 무엇인가를 느끼게 될 것이라고 생각한다.

본인은 이미 코오다 선생에게 보여서 만성피로증후군이라고 진단되었으므로 초조하게 여기는 일은 없었지만, 선생을 몰랐다면 본인은 사회적으로는 단순한 부등교학생밖에 되지 않았을 것이다. 생각하건대 이 병의 환자들에게는 자기가 병자라는 것에 대한 사회적 인식이 필요하다. 그렇지 않으면 들어누워 움직이지 못하게 될 때까지 병든 몸에 채찍질하면서 일을 계속할 것이다. 본인한테 코오다 선생이 그러했듯이 이 책이 한 사람이라도 많은 만성피로증후군 환자들의 의식을 자기긍정으로 향하게 하는 일조가 되어지기를 바라는 마음 간절하다.

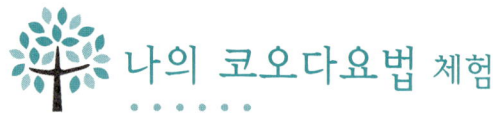

나의 코오다요법 체험

코오다 선생을 처음으로 만난 것은 1990년의 일로, 나는 중학교 3학년이었다. 당시에는 미열이 계속 나서 열이 조금도 내리지 않고, 몸은 나른하고 목이 아프고, 두통도 나는 증상이 나타나고 있었지만, 의사에게 진찰을 받아보아도 '마음의 탓일 거요'라고 하며 상대해 주지 않았다.

코오다 의원은 이전에 어머니가 간이 나쁘게 되었을 때에 고쳐 준 일이 있었으므로, 어머니의 강한 권유로 나도 진찰을 받아 보기로 했다.

진찰실에 들어가서 나올 때까지의 시간은 약 2분 정도였다고 생각하고 있다. 무엇을 말하기도 전에 선생은 나를 진찰대에 눕히고 먼저 배를 촉진했다. 다음에 반신을 일으키게 하여 손가락으로 등뼈를 더듬고 무릎과 발목에 손바닥을 댔다. 그리고 한 마디 '신장이 나쁘구나'라고 말하였다.

혈액검사도 X-ray 검사도 신장을 조사하는 데에 불가결한 요검사도 하지 않고 이 짧은 몇 십 초간의 일련의 동작만으로 선생은 나의 약점을 찾아낸 것이다. 나의 인생에서 그렇게 몇 번이나 있을 것이라고는 생각되지 않는 강한 충격을 이 때 나는 느꼈다. 나는 여기에 눈에는 보이지 않는 꿈이나 희망, 밝은 미래라고 하는 훌륭한 것이 모두 포함되어 있다고 직감하였다.

코오다 의원에서 돌아올 때 나는 병의 불안 등은 조금도 느끼지 않고 있었다. 가슴 속은 두근두근하는 것같은 즐거운 희망에 가득찬 기분이었다.

그 날 저녁 즉시 나는 선생으로부터 받은 처방대로의 식사인 현미밥 반 홉, 두부 반 모, 야채의 나물 한 접시와 녹즙 한 홉을 먹고 잤다. 놀란 것은 다음 날 아침이었다.

먼저 잠은 깨어 있었는데 눈이 뜨이지 않았다. 몸은 납덩어리처럼 무겁고, 쇠로 묶여진 것처럼 손가락 하나 잘 움직일 수 없었다. 대체 무엇이 일어났는가, 아무리 생각해도 어제밤의 식사밖에 원인이 생각나지 않았다. 뒤에 안 일이지만, 이것이야말로 니시(西式) 코오다요법을 하고 있는 한 피할 수는 없는 '호전반응'이라고 하는 것이었다.

그리고 20일 정도 어떻게든 계속하고 있으니 전기의 증상은 완전히 나아서 학교에도 다닐 수 있게 되었다. 이 사이에 체중이 5kg 정도 줄어서 38kg으로 떨어져 버렸지만(나의 키는 157cm), 건강상태는 나쁘지 않고 기분은 매우 좋은 느낌이었다.

그러나 안심한 것도 잠시, 겨울이 닥쳐옴으로써 큰 문제가 생겼다. 그것은 '추위'였다.

제복 안에 4, 5매의 방한용 내의나 스웨터를 입고, 실내화에는 양털이 붙은 구두깔창까지 사용했지만 그다지 도움이 되지 않고, 난방하고 있는 교실 안에 있어도 이뿌리가 맞닫지 않을 정도로 달달 떨리는 지독한 추위를 경험했다. 음성체질을 고치려고 할 때 종종 니시(西式) 코오다요법에서는 심한 냉증을 체험하는 사람들이 있는 모양인데, 이 때의 내가 바로 그런 상태였던 것 같다.

그러나 추위를 제외하면 몸의 상태는 언제나 상향으로 회복을 계속하여 봄이 될 때까지 자신도 모르게 마음에 걸리는 증상은 모두 사라져 버렸다. 여기서 한 번 더 마음을 가다듬고 이 요법에 정진하고 있었더라면 나는 일생 만성피로증후군이라고 하는 병을 몰랐을지도 모른다.

봄에 받은 진찰에서, 코오다 선생에게서 좋아졌다는 말을 듣고 나는 고교에 진학하여 완전히 굴레를 벗어 버렸다. 식사도 건강체조도 등한시 하고, 부활동·위원회활동에 참가해도 엉망이라고 할 정도로 고된 내용을 잘 해내고 있었다. 이렇게 하여 모처럼 좋아지고 있었던 육체를 혹사한 대가는 반 년 후에 받지 않으면 안 되었다.

또다시 미열에, 전신의 피로·권태감, 그 위에 이번에는 극심한 '우울증'에도 시달려야 했다.

생각이 갑자기 많이 몰려들어 그것을 스스로 제어할 수가 없었다. 한꺼번에 전혀 다른 것이 7, 8개나 머리에 떠올랐는가 생각하면 다음 순간에는 그들이 뒤섞여서 단숨에 상하·좌우·비스듬히 비산하여 언제까지고 난반사를 되풀이한다고 한 느낌이었고, 또한 그 속도가 보통의 속도는 아니고, 마치 테이프를 빨리 가게 할 때에 생기는 끼끼하는 불쾌한 소리처럼 자기 자신이 그 의미를 알아차릴 수도 없고, 그저 계속하여 들을 수밖에 없었다.

머리에 제멋대로 떠오르는 것이므로 눈을 감은들 사라지는 것도 아니고 귀를 가려도 들리지 않게 되는 것도 아니다. 밤이나 낮이나 자나 깨나 그 상태로부터 해방되는 일은 없었다. 이것을 악몽이라고 하지 않고 무엇이라고 말하겠는가. 나는 언제나 녹초가 되도록 지쳐 있었다. 정말로 미치는 것이 아닌가 하는 생각을 했고, 자신도 어느 순간에는 어디까지가 정상인지 의심할 정도였다.

이 때에도 코오다 선생이라고 하는 존재가 없었다면 나는 어떻게 되어 있었을까 하고 생각하면 마음 속으로 오싹 소름이 끼쳐버린다. 그러한 상태가 그대로 계속되고 있었다면 도저히 착실한 사회생활은 영위할 수 없었을 것이다.

지푸라기라도 잡는 심정으로 나는 다음 해 2월에 코오다 의원을 찾았다. 자기진단 결과 나의 병은 정신의 병일 것이라고 거의 결론을 내리고 있었으므로, 코오다 선생을 만나는 데는 여러 가지로 복잡한 기분이었다. 무엇을 말하더라도 쑥 빠지지 않고 있을 수 있는 자신이 없었기 때문이다.

그러나 '낫는다. 이것은 만성피로증후군이라는 병이야'라고 선생은 말했다. 이 고통은 내가 '몸의 병'에 걸려 있기 때문으로, 바른 식사와 이 건강체조를 행하면 낫는다고 선생은 말한 것이다. 아무도 알지 못할 것이라고 생각된 이 고통을 코오다 선생은 대단히 잘 알고 있는 듯했다. '아, 나는 낫는다. 코오다 선생을 믿고 따라가면 된다'고 확신했다.

1992년 5월 5일 나는 코오다 의원에 입원했다. 약 1개월 반의 기간이었지만, 나에게 있어서는 대단히 귀중한 체험이 되었다.

코오다 의원에는 남녀노소의 여러 사람들이 여러 가지의 병을 갖고 모여 있었다. 나는 그 중에서도 가장 연소했으므로 처음은 조금 당황했지만, 모두 친절한 분이어서 곧 이 재미있는 상황에 익숙해졌다. 즉, 학교라고 하는 좁은 세계밖에 몰랐던 나는 다양성이 풍부한 사람들과의 접촉에서 새로운 세계가 있다는 가르침을 받은 것같이 느껴졌다.

나는 최초의 3일간 단식은 아무런 고통도 느끼지 않고 끝낼 수가 있었지만, 다음의 5일간 단식은 도중에 큰 호전반응이 일어났다. 그 중에서도 웃음거리가 되겠지만, 컨디션이 나빠서 침대에 누워 있을 때 등 눈 앞에 여러 가지의 요리가 떠올랐던 일이다. 마치 벨트컨베이어로 실려오는 것처럼 차례차례로 왼쪽에서 나타난 요리가 천천히 눈 앞을 지나서 오른쪽으로 사라져 갔다.

이와 같은 정신작용도 반응증상의 일종인 모양인데, 나는 몸의 고통보다도 이들 마음이 보여 주는 환상의 쪽이 더 고되게 느껴지고 있었으므로, 이러한 현상도 당시는 웃을 일은 아니었다.

그리고 다음의 7일간의 단식을 끝낼 무렵에는 숙변도 꽤 많이 나온 것 같았으며, 장의 움직임이 활발하게 되고, 아주 기분 좋은 상태로 퇴원할 수가 있었다.

의기양양하게 집에 돌아온 나였지만, 수일 후 뜻밖에도 급성 충수염에 걸려서 어느 외과병원에 입원했다. 개복해 보니 나의 맹장에는 자갈돌 만한 분석(糞石 : 장 속에서 물기를 잃고 돌처럼 단단해진 똥)

이 입구를 막아 있어, 이것이 그 장소를 썩게 하고 있었다는 것을 알았다. 이 수술은 어쩔 수 없는 것이었지만, 여러 가지로 화근을 남겼다. 개복부의 장이 유착하여 또다시 움직임이 나빠져 버린 것이다. 장의 움직임이 나빠지면 몸의 컨디션도 나빠져 버린다. 나의 건강상태도 다시 악화되어 버렸다.

그래서 그 해 12월 6일에 다시 코오다 의원에 입원했다. 이번에는 약 4개월간에 합계 4회의 7일간 단식(장국단식)을 행하였다. 이번에는 장의 유착을 없애는 것이 최우선 목적이었다.

단식 중에는 수술부위의 상처가 따끔따끔 아프고 견딜 수 없을 정도의 때도 있었지만, 몇 번이나 되풀이하고 있는 사이에 서서히 누그러지기 시작하고, 그것과 동시에 유착도 떨어지게 되어 다시 활발하게 장이 움직이기 시작했다.

최후의 7일간 단식 때는 완전히 무통의 상태가 되었는데, 그것에만 그치지 않고 몸 전체에 지금까지 느껴보지 못했던 기분의 상쾌함이 있었고, 마치 날개가 생긴 것처럼 가볍게 발이 움직이고 뛰는 것처럼 걸을 수가 있었다. 건강한 사람들도 즐거이 단식을 하는 의미가 여기에 있었는가 하고 이 때 몸으로 실감했다. 장이 움직이는 것에만 마음이 팔려 있었으므로 알아차리는 것이 늦어지게 되었지만, 이 무렵에는 언젠지도 모르게 만성피로증후군의 여러 증상도 완전히 사라져 버리고 있었다. 이 시점에서 나는 코오다 선생으로부터 생채식요법을 행하도록 하라는 권고를 받았다.

이 생채식이 훌륭한 식사라는 것은 잘 알고 있었지만, 엄격한 요법이므로 실행할 것인가 안 할 것인가 대단히 고민했다. 그러나 선생이 말하는 것처럼 이것을 행하면 다소의 무리를 해도 끄떡도 않는 강건한 신체가 된다면 시도해 볼 가치는 있다고 결심했다.

시작하고부터 3개월 정도는 식사에 익숙해지지 않고 고생했다. 또한 온종일 졸려서 누워만 있었던 것 같다.

그런데 그것을 지나니 대번에 건강상태가 상향으로 돌아섰다. 졸음은 어디론가 사라지고, 머리는 언제나 상쾌했다. 수면시간이 짧아져서 하루에 4, 5시간만 자면 충분하고, 밤샘을 해도 다음 날에 영향을 미치지 않았다. 피로증후군이었던 내가 낮에 아무리 움직여도 피로를 느끼지 않게 된 것은 정말로 놀라운 일이었다.

일은 한 번 시험해 보지 않고서는 알 수 없듯이 서서하는 일의 아르바이트나 등산, 수영 등을 하여 나의 체력을 측정해 보았다. 그 결과 보통사람보다 훨씬 높은 지구력을 갖게 되었다는 것을 알았다. 젊은 남자라도 지쳐서 허리가 아프다는 등과 같은 일이라도 노동시간이 긴 나의 쪽이 피로를 느끼지 않고 일을 할 수가 있었다. 피로를 느껴도 그것은 순수한 육체노동에 의한 피로로, 이 병 특유의 바닥 없는 연못에 빨려 들어가는 것같은 짓눌리는 것같은 갑갑한 피로와는 전혀 성질이 다른 것이었다. 이에는 나 스스로도 굉장한 일이라고 감탄했다. 생야채에는 한없는 힘이 있다고 느끼고 있다.

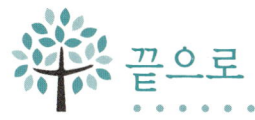 끝으로

이렇게 하여 건강을 되찾은 나였으므로, 만성피로증후군은 이 니시(西式) 코오다요법으로 낫는다는 것을 누구보다도 나는 확신하고 있다.

또한 이 요법을 자신을 갖고 권하는 것은, 병을 고칠 수가 있다고 하는 것만이 이유가 아니고, 여기에 인간이 배워야 할 많은 무한한 진리가 포함되어 있다고 생각하기 때문이다.

병을 고치고 싶다고 하는 일념만으로는 사람은 좌절해 버리는 경우도 있겠지만, 니시(西式) 코오다요법에는 사람들에게 그 이상의 무엇인가 밝은 희망을 갖게 할 만한 힘이 있다고 생각한다.

그 때문에 만성피로증후군 극복의 모임은 그저 병자 동지간에 서로 위로한다고 하는 것만의 모임은 아니고, 명랑하고 미래에 대한 희망을 느끼게 할 수 있는 용기 넘치는 단체일 수 있는 것이다. 우리 극복의 모임은 스스로의 미래에 한없는 기대와 정열을 보내고 있다.

한 사람이라도 많은 만성피로증후군의 환자들이 이 체험기로부터 큰 희망의 빛을 찾아 내기를 염원하여 마지 않는다.

만성피로증후군 극복의 모임 회장
마쓰나가 와카코

제2장

건강합숙의 내용

h·e·a·l·t·h

① 장소 : 오사카부 야오시 코오다 의원

② 기일 : 1998년 5월~6월

③ 참가자 : 15명(남 6, 여 9)

　　　　　 연령 14세~48세

④ 실행한 건강법 내용 : 원칙적으로 제1부 2장 〈표 4〉를 일과로 하여 전원이 매일 착실히 실행했다. 사람에 따라서는 풍욕을 1일 3회를 5~7회, 마그밀(해초를 원료로 하여 만든 완하제로 약품명)도 아침과 밤의 2회 음용하는 분도 있었다.

제3장

건강합숙의 성적

h·e·a·l·t·h

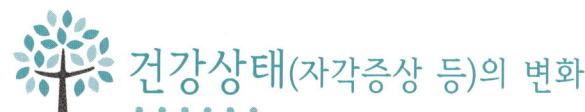

건강상태(자각증상 등)의 변화

표 7 ▶▶▶ 코오다요법을 시작하기 전의 상태(초진 전)

		매우 나쁘다	나쁘다	좋다	매우 좋다	계
1	스태미나	10	3	2	0	15
2	변통	5	7	2	0	14
3	장의 움직임	6	6	2	1	15
4	식사의 맛	4	4	4	3	15
5	수면	7	5	2	1	15
6	아침의 잠 깸	11	3	1	0	15
7	다리의 나른함	7	5	2	1	15
8	발의 부기	3	7	1	4	15

9	발목 아픔	3	6	4	2	15
10	손이 약간 부어 오름	4	3	2	6	15
11	목 아픔에 위화감	6	4	4	1	15
12	관절의 아픔	3	6	3	3	15
13	허리의 나른함	8	5	1	1	15
14	등 아픔	5	6	1	3	15
15	눈의 피로	8	5	1	1	15
16	두통	6	4	3	2	15
17	눈의 가려움	2	3	3	7	15
18	콧물·코막힘	2	6	3	4	15
19	사고력·집중력	9	5	1	0	15
20	어깨의 결림	5	7	2	1	15
21	임파절의 부어 오름	3	7	2	3	15
22	근육통	5	5	2	3	15
23	흉통	3	3	2	7	15
24	전신권태감	11	4	0	0	15
25	낮의 졸음	9	4	2	0	15
26	광선 과민	5	4	4	2	15
27	우울·무기력감	6	6	3	0	15
	합계점수	156	133	59	56	404

표 8 ▶▶▶ 건강합숙 시작 직후(입원 후 2일 경과)의 상태

		매우 나쁘다	나쁘다	좋다	매우 좋다	계
1	스태미나	1	5	6	0	12
2	변통	0	2	8	1	11
3	장의 움직임	0	3	9	0	12
4	식사의 맛	1	2	5	3	11
5	수면	0	4	7	1	12
6	아침의 잠 깸	0	5	7	0	12
7	다리의 나른함	2	5	5	0	12
8	발의 부기	1	4	2	5	12
9	발목 아픔	1	7	2	2	12
10	손이 약간 부어 오름	0	4	3	5	12
11	목 아픔에 위화감	1	3	8	0	12
12	관절통	2	2	1	7	12
13	허리의 나른함	2	2	6	2	12
14	등 아픔	1	5	1	5	12
15	눈의 피로	2	5	4	1	12
16	두통	1	1	4	6	12
17	눈의 가려움	1	0	3	8	12
18	콧물·코막힘	0	1	5	6	12
19	사고력·집중력	2	3	7	0	12
20	어깨의 결림	1	1	8	2	12
21	임파절의 부어 오름	1	2	6	3	15
22	근육통	1	3	6	2	12
23	흉통	1	0	2	9	12
24	전신권태감	2	3	7	0	12
25	낮의 졸음	1	3	8	0	12
26	광선 과민	1	3	2	6	12
27	우울·무기력감	0	4	5	3	12
	합계점수	26	82	137	77	322

표 9 ▶▶▶ 건강합숙 종료 직전(입원 후 55일 경과)의 상태

		매우 나쁘다	나쁘다	좋다	매우 좋다	계
1	스태미나	0	4	9	1	14
2	변통	0	3	4	7	14
3	장의 움직임	0	2	7	4	13
4	식사의 맛	0	2	3	9	14
5	수면	0	3	8	3	14
6	아침의 잠 깸	0	2	5	7	14
7	다리의 나른함	0	3	4	7	14
8	발의 부기	1	0	5	8	14
9	발목 아픔	1	4	3	6	14
10	손이 약간 부어 오름	0	1	6	7	14
11	목 아픔에 위화감	1	2	7	4	14
12	관절통	0	1	4	9	14
13	허리의 나른함	0	1	5	8	14
14	등 아픔	0	2	6	6	14
15	눈의 피로	0	5	4	5	14
16	두통	0	3	3	8	14
17	눈의 가려움	0	0	1	13	14
18	콧물·코막힘	0	0	7	7	14
19	사고력·집중력	0	3	6	5	14
20	어깨의 결림	0	4	2	8	14
21	임파절의 부어 오름	0	3	1	10	14
22	근육통	0	1	3	10	14
23	흉통	0	0	2	12	14
24	전신권태감	0	2	6	6	14
25	낮의 졸음	0	3	7	4	14
26	광선 과민	0	3	4	7	14
27	우울·무기력감	0	2	2	10	14
	합계점수	3	59	124	191	377

표 10 ▶▶▶ 27항목 총합계의 성적

	매우 나쁜 상태	나쁜 상태	좋은 상태	매우 좋은 상태
요법 시작 전	156	133	59	56
합숙 시작 직후	26	82	137	77
합숙 종료 직전	3	59	124	191

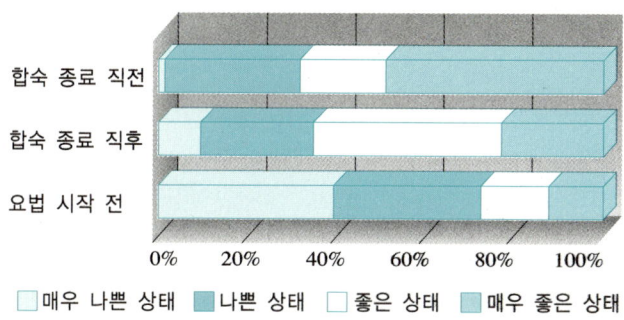

표 11 ▶▶▶ 스태미나의 변화

	매우 나쁜 상태	나쁜 상태	좋은 상태	매우 좋은 상태
요법 시작 전	10	3	2	0
합숙 시작 직후	1	5	6	0
합숙 종료 직전	0	4	9	1

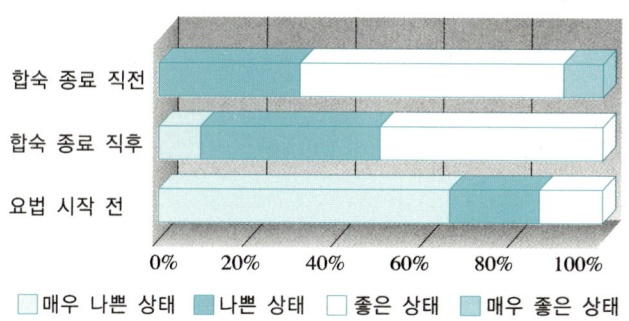

표 12 ▶▶▶ 장의 움직임

	매우 나쁜 상태	나쁜 상태	좋은 상태	매우 좋은 상태
요법 시작 전	5	7	2	0
합숙 시작 직후	0	3	9	0
합숙 종료 직전	0	2	7	4

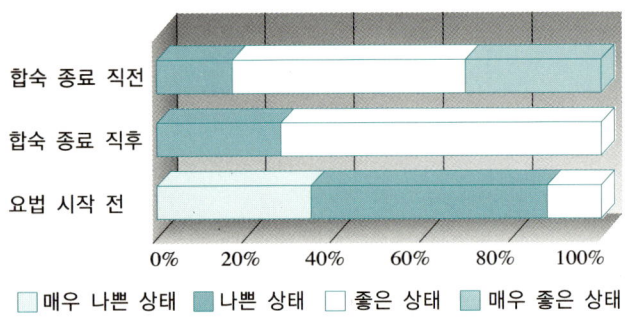

표 13 ▶▶▶ 아침의 잠 깸의 변화

	매우 나쁜 상태	나쁜 상태	좋은 상태	매우 좋은 상태
요법 시작 전	11	3	1	0
합숙 시작 직후	0	5	7	0
합숙 종료 직전	0	2	5	7

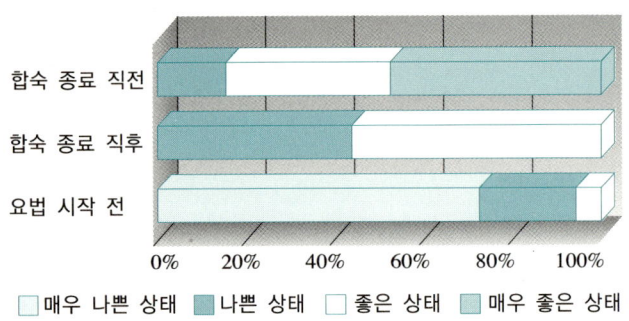

표 14 ▶▶▶ 발의 부기 정도

	매우 나쁜 상태	나쁜 상태	좋은 상태	매우 좋은 상태
요법 시작 전	3	7	1	4
합숙 시작 직후	1	4	2	5
합숙 종료 직전	1	0	5	8

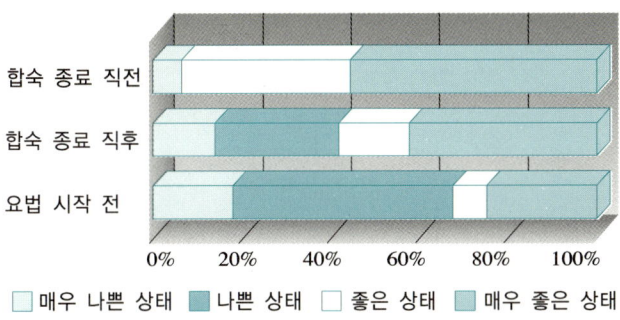

표 15 ▶▶▶ 눈의 피로 정도

	매우 나쁜 상태	나쁜 상태	좋은 상태	매우 좋은 상태
요법 시작 전	8	5	1	1
합숙 시작 직후	2	5	4	1
합숙 종료 직전	0	5	4	5

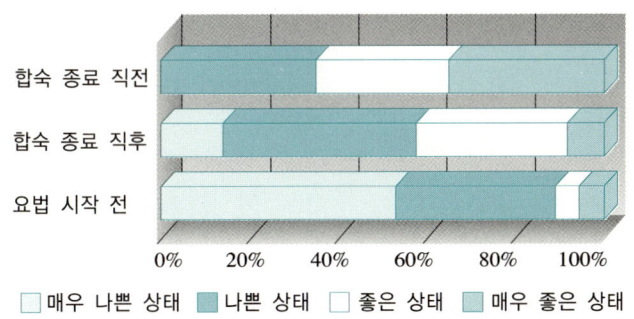

표 16 ▶▶▶ 목 아픔 · 위화감의 변화

	매우 나쁜 상태	나쁜 상태	좋은 상태	매우 좋은 상태
요법 시작 전	6	4	4	1
합숙 시작 직후	1	3	8	0
합숙 종료 직전	1	2	7	4

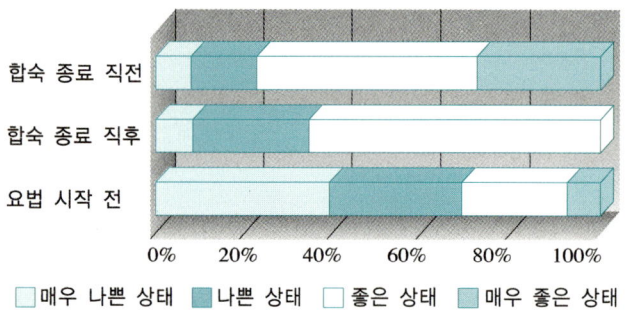

표 17 ▶▶▶ 어깨의 결림 정도

	매우 나쁜 상태	나쁜 상태	좋은 상태	매우 좋은 상태
요법 시작 전	5	7	2	1
합숙 시작 직후	1	1	8	2
합숙 종료 직전	0	4	2	8

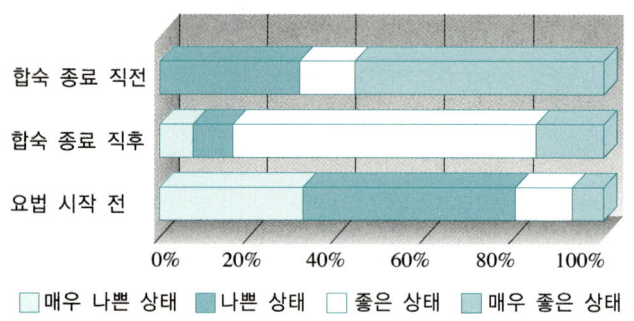

표 18 ▶▶▶ 사고력·집중력의 변화

	매우 나쁜 상태	나쁜 상태	좋은 상태	매우 좋은 상태
요법 시작 전	9	5	1	0
합숙 시작 직후	2	3	7	0
합숙 종료 직전	0	3	6	5

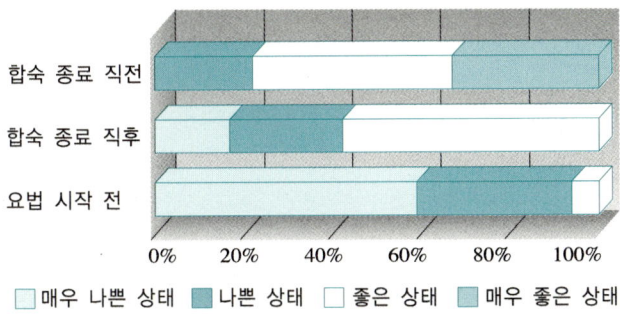

표 19 ▶▶▶ 전신권태감의 정도

	매우 나쁜 상태	나쁜 상태	좋은 상태	매우 좋은 상태
요법 시작 전	11	4	0	0
합숙 시작 직후	2	3	7	0
합숙 종료 직전	0	2	6	6

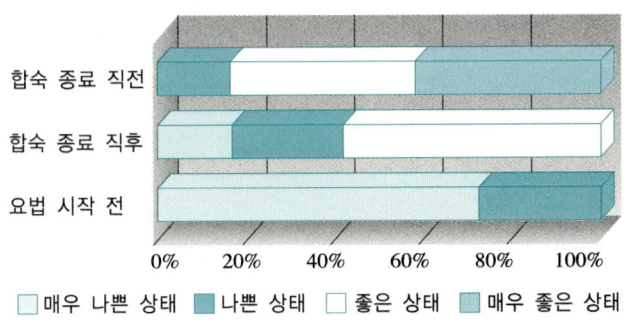

표 20 ▶▶▶ 우울·무기력감

	매우 나쁜 상태	나쁜 상태	좋은 상태	매우 좋은 상태
요법 시작 전	6	6	3	0
합숙 시작 직후	0	4	5	3
합숙 종료 직전	0	2	2	10

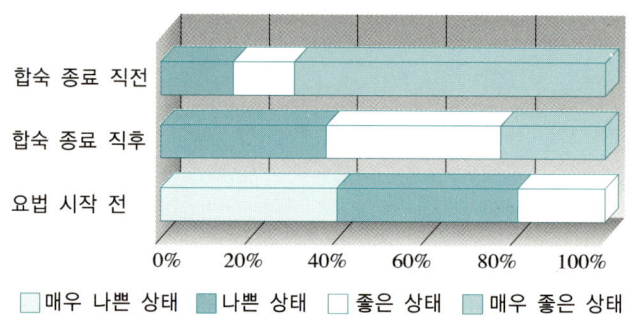

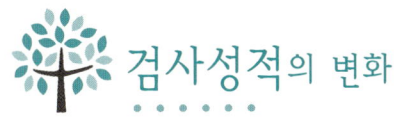
검사성적의 변화

참가자 전원에게는 일단 〈표 21〉, 〈표 22〉와 같은 혈액검사를 행하였다. 독자 여러분에게는 지나치게 전문적이 되어서는 안 되므로 환자 2명(증례 1 및 증례 3)의 검사성적만을 참고로 보고해 둔다.

증례 1이나, 3도 비교적 CFS의 증상이 강하고, 또한 장기에 걸쳐서 계속되고 있었던 만큼, 검사성적의 내용도 아마 무슨 나쁜 수치가 나올 것이라고 예상되고 있었는데, 실제에는 거의 이상이 인정되지 않는 기이한 결과가 나왔다.

역시 CFS라고 하는 질환은 자각증상이 대단히 강하게 나타나는 반면, 검사성적은 그렇게 나쁘게 나타나지 않는다고 하는 특징이 있다. 그 때문에 언뜻 보아 이것은 꾀병이 아닌가 하고 의심을 받는다든지, 또한 자율신경실조증이라고 한 병명이 붙여진다든지 해 온 것이다. 그러나 이것도 검사의 내용을 좀 더 별다른 것으로 바꾼다면 확실하게 이상이 인정될 것이라고 생각한다.

표 21 ▶▶▶ 증례 3에 실시한 혈액검사의 성적

피험자 성별	yk53 f	yk53 f	yk53 f	yk53 f	yk53 f
일부	0512	0520	0609	0630	0709
경과일수	11	19	39	60	69
GOT	15	14	14	14	15
GPT	12	10	7	10	10
ALP	171	124	121	104	112
ChE	271	251	225	186	204
γ-GTP	4	4	5	4	4
LAP	39	38	41	39	44
LDH	331	328	334	328	357
CPK	98	85	69	73	82
아밀라제	59	50	65	56	68
총빌리루빈	0.5	1.0	0.9	0.9	0.8
직빌리루빈	0.2	0.3	0.2	0.2	0.2
간빌리루빈	0.3	0.7	0.7	0.7	0.6
TTT	0.9	0.5	0.9	0.6	0.6
ZTT	3.8	3.1	3.4	4.1	3.5
총단백	6.9	6.4	6.6	5.9	6.6
TG	74	44	58	47	69
T-ch	167	158	174	154	168
β-리보단백	272	257	306	243	266
HDL	58	57	60	58	67
BUN	8	9	11	7	9
UA	2.7	3.5	2.9	3.7	3.1
크레아티닌	0.6	0.6	0.6	0.6	0.8
CRP	0.1	0.1	0.3	0.1	0.1
동맥경화지수	1.9	1.8	1.9	1.7	1.5
크레아틴	0.6	0.8	0.9	0.8	0.8
총케톤체	65	327	168	955	75
아세토초산	2	34	21	135	12
3히도록시낙산	63	293	147	820	63
Alb	71.1	70.2	69.2	70.0	69.5

α1-G	2.5	2.6	2.5	2.6	2.5
α2-G	7.3	7.1	7.2	7.4	7.4
β1-G	7.3	7.7	7.6	7.5	8.0
β2-G	0.0	0.0	0.0	0.0	0.0
γ-G	11.8	12.4	13.5	12.5	12.6
A/G	2.46	2.36	2.25	2.33	2.28
혈당	97	80	74	143	76
WBC	5.7	3.7	3.9	4.1	4.1
RBC	467	468	455	458	452
혈색소량	14.3	13.9	14.0	13.8	23.7
헤마토크릿	42.7	43.3	42.81	42.3	42.6
MCV	91	92	94	92	94
MCH	30.6	29.7	30.8	30.1	30.3
MCHC	33.5	32.1	32.7	32.6	32.3
혈소판수	22.9	22.5	20.2	20.4	22.0
혈침1h	2	1	1	1	2
혈침2h	4	3	2	3	6
피브리노겐		180	217	201	224
호중구	53.7	49.6	52.6	62.5	48.6
호산구	3.3	6.1	4.6	3.1	4.8
호염기구	0.7	1.3	1.3	0.7	1.9
임파구	36.4	37.4	36.6	29.1	39.1
단구	5.9	5.6	4.9	4.6	5.6

표 22 ▶▶▶ 증례 1에 실시한 혈액검사의 성적

피험자 성별	ma51 f	ma51 f	ma51 f	ma51 f	ma51 f
일부	0502	0520	0609	0630	0709
경과일수	1	19	39	60	69
GOT	12	11	14	11	13
GPT	9	4	12	9	8
ALP	110	83	87	85	74
ChE	203	168	170	150	147
γ-GTP	6	5	6	6	5
LAP	38	35	40	41	44
LDH	285	258	305	314	320
CPK	37	40	48	65	63
아밀라제	134	91	198	158	104
총빌리루빈	0.5	0.4	0.6	0.9	0.7
직빌리루빈	0.2	0.1	0.2	0.3	0.2
간빌리루빈	0.3	0.3	0.4	0.6	0.5
TTT	2.6	1.0	1.2	1.5	1.0
ZTT	7.0	5.3	5.0	5.6	5.6
총단백	7.1	6.4	7.0	6.8	6.7
TG	115	56	59	40	77
T-ch	184	167	196	211	188
β-리보단백	343	276	310	309	279
HDL	62	62	70	78	68
BUN	15	12	17	8	12
UA	4.1	3.9	3.5	4.4	2.9
크레아티닌	0.9	0.7	0.8	0.8	0.8
CRP	0.1	0.1	0.4	0.1	0.1
동맥경화지수	2.0	1.7	1.8	1.7	1.8
크레아틴	0.6	0.3	0.3	0.2	0.3
총케톤체	86	972	531	1424	295
아세토초산	2	91	29	120	28
3히도록시낙산	84	881	502	1304	267
Alb	67.4	68.4	68.2	70.7	70.1

α1-G	2.7	2.6	2.5	2.2	2.5
α2-G	6.9	6.4	6.2	5.4	5.4
β1-G	7.4	7.1	7.2	7.0	7.0
β2-G	0.0	0.0	0.0	0.0	0.0
γ-G	15.6	15.5	15.9	14.7	15.0
A/G	2.07	2.16	2.14	2.41	2.34
혈당	90	77	77	71	76
WBC	7.0	3.3	3.6	3.2	3.1
RBC	443	432	439	449	417
혈색소량	13.9	13.3	13.9	13.8	13.3
헤마토크릿	43.5	40.4	41.9	42.3	39.6
MCV	98	93	95	94	95
MCH	31.4	30.8	31.7	30.7	31.9
MCHC	32.0	32.9	33.2	32.6	33.6
혈소판수	25.7	24.9	21.9	21.7	19.9
혈침1h	2	3	2	2	1
혈침2h	7	7	7	4	3
피브리노겐		203	207	152	164
호중구	70.0	49.9	47.7	54.2	50.2
호산구	3.0	4.5	3.5	2.2	2.2
호염기구	1.0	1.2	1.6	1.5	1.6
임파구	22.0	38.1	41.8	36.8	40.6
단구	4.0	6.3	5.4	5.3	5.4

그리고 최근 CFS의 검사에서 주목되고 있는 NK 활성 및 아시르카르니틴의 검사도 참고삼아 해 보았다(표 23 참조).

〈표 23〉도 그렇게 현저한 변화는 인정되고 있지 않다. 이에 대해서는 1999년 5, 6월에 예정되고 있는 제2회 CFS 건강합숙에서 다시 검토해 볼 생각이다.

표 23 ▶▶▶ NK 활성의 검사성적

회수			0520	0609	0630	0709
증례 1	f		65	63	61	62
증례 2	f		10	46	30	39
증례 3	f		22	49	31	54
증례 4	f		21	30	16	27
증례 5	m		56	67	53	53
증례 6	f		37	30	19	36
증례 7	m	NK 활성	62	65	43	52
증례 8	m		52	49	43	49
증례 9	m		36	48	22	30
증례10	m		25	33	20	35
증례11	m		23	43	19	30
증례12	f		52	68	34	68
증례13	f			47	19	41
평 균			38.41666667	49.07692308	31.53846154	44.30769231
표준오차			18.45613144	13.43168852	14.54083551	13.00246525

제4장
참가자의 체험기와 그에 대한 코멘트

h·e·a·l·t·h

 A·A 씨(여성 27세)

▣ 생육과 병의 원인

나는 1972년 효고현에서 출생했다. 어린시절에 병을 경험한 기억은 거의 없고 비교적 건강을 누리며 성장했던 것 같다. 그러나 중학교 1학년 때에 이사한 것을 계기로 병을 잇따라 경험하게 되었다. 중학교 1학년 2학기에 전학갔기 때문에 공부에 따라가는 것이나 학급에 친숙해지는 것이 큰 일로 언제나 스트레스를 느끼고 있었다.

또한 지금 이 요법을 배워서 옛날을 돌이켜 생각하면, 그 무렵 키가 커지고 싶었던 나는 고기나 우유는 좋아하지 않았으므로, 밥을 2, 3공기 먹으면 커질거라고 생각하여 그러한 식생활을 하고 있었으므로 내 자신이 가지고 있는 위장의 소화능력을 넘어 숙변을 고이게 한 것이라고 생각한다.

　코오다 선생의 말에 의하면, 2, 3시간 안에서 소화될 수 있는 이상으로 먹으면, 여름에 방 안에 음식물을 방치해 두는 것과 마찬가지로 부패 발효하여, 그 가스가 몸에 충만하여 병이 된다고 했다. 나의 몸속의 상태도 바로 그와 같이 되어 있었다고 생각한다.

　그 무렵부터 아토피성으로 인한 손가락의 가려움과 천식의 발작으로 고민하게 되었다. 그 후 어떤 요법으로 천식은 완치되고 무엇인가 생활을 개선하려고 언제나 생각하고 있었지만, 어떻게 바꾸면 좋은가에 대한 지식이 없었기 때문에 그 후 교원병(膠原病 : 콜라겐(collagen)의 병으로 공피증, 피부근염, 루머티즘 따위와 같이 결체조직의 교원섬유가 늘어나는 병)을 앓게 되었다.

■ CFS에 대하여

19살 때 교원병이 발생하여 언제나 눈 아픔이 심한 드라이아이(dry eye), 관절통, 권태감을 느끼고 있었지만, 그 무렵에는 휴식을 많이 취하면 어떻게든 일상의 생활은 할 수 있었으므로 특히 내 자신은 병자라고는 생각하고 있지 않았다.

　21살 때의 겨울 유행성 감기에 걸려 40도의 열을 낸 것이 지금 생각하면 CFS의 방아쇠였다고 생각한다. 그 때부터 이부자리에서 일어나고 싶어도 일어날 수 없는 그러한 피로감이 언제까지 계속될지도 모를 정도로 언제나 붙어 다니고, 또한 어깨, 등의 근육통, 두통 등도 생기게 되었다. 처음은 CFS라는 것을 몰랐으므로 나는 얼마나 게으름뱅이가 된 것인지 하고 자신을 책망했지만, 'CFS에 대처한다'고 하는 잡지의 도움을 받고, 또한 가족이나 친구들의 이해와 협력으로 여러 병원으로 안내를 받게 되었다.

병원을 전전한 끝에 어느 신문 한 면에 쿄다이(京大)의 우치다 선생이 CFS에 듣는 3종류의 한방약을 발견했다고 쓰여져 있어 즉시 진찰을 받기로 했다. 겨우 선생으로부터 CFS라는 병명을 받고나서 내가 우울병과 같은 마음의 병은 아니고 몸의 병이라고 진단된 것을 기쁘게 생각했다.

약 반 년 간 한방약을 쓴 결과 저녁 무렵에는 어떻게든 일어날 수 있게까지 회복되었다. 그러나 건강한 사람이 보통 행할 수 있는 간단한 독서나 침구를 갠다고 하는 일조차 나에게 있어서는 중노동이었다. 여전히 어깨나 등의 근육통이 심하여 언제나 찜질을 하고 나날이 하루의 태반을 이불 속에서 지냈었다.

조금 기분이 좋아지긴 했으나 다시 갑자기 두통, 임파절의 아픔, 심한 피로감이 생기기 때문에 10분 앞의 컨디션조차 예측이 불가능하고, 거기에다 불면증으로 매일 충분히 잠을 잘 수 없었으므로, 좀 더 좋은 요법은 없는 것일까 하고 여러 가지 건강식품, 침구 등 듣는다고 하는 것은 무엇이든지 시도해 보았지만, 어느 정도의 개선밖에 보이지 않았다.

그 후 건강상태가 조금 좋아진 시기에 결혼했지만, 매일 아침에 남편을 보내놓고서는 다시 이불 속에 되돌아가 귀가 1시간 전인 저녁 4

시경에 근근히 일어나서 간단한 가사를 행하였으며, 가사의 태반은 남편이 해 주었다.

  결혼하여 1년 후 이사를 했을 때에 벽지를 새로 발랐는데, 그 본드의 화학물질에 알레르기 반응을 나타내어 전신이 알레르기성 피부염이 되어 버렸다. 그것이 계기가 되어서 어느 자연요법과 그 선생이 지도하는 식사요법을 행하게 되었다.

  육물, 어물, 기름, 과실, 거기에 조미료도 포함하여 모든 당을 제거하고, 그 대신 에너지는 1일 3식에 밥을 2공기씩 들고, 반찬은 간장이나 된장 또는 소금으로 조미한다고 한 채식요법이었다.

  알레르기는 6할 정도 나았지만, CFS는 한층 더 나빠지고, 이 식사로 반 년 후에는 CFS 때문에 2주 동안 한잠도 이룰 수 없을 만큼의 중증의 불면과 전신의 피로감으로 스스로는 식사도 취할 수 없을 정도로까지 심한 상태가 되었다.

  마침 그러한 때 친구로부터 니시(西式)요법에 대해 가르침을 받고 거기에 가 보기로 했다. 냉온욕, 단식, 나체요법(풍욕) 등 귀에 생소한 요법에 놀라움과 불안을 느꼈지만, 원인불명의 병으로 전혀 걷지도 못했던 친구가 이 요법을 2개월간 실행한 결과, 지금은 매일 지팡이 없이 보통으로 걷고 있는 것이나, 장 내의 숙변이 병의 원인으로, 부패물이 고인 장벽에서는 아무리 영양을 보내도 세포는 깨끗한 물이나 혈액을 만든다든지 흡수할 수 없으므로 단식을 해서 먼저 장을 깨끗이 하지 않으면 안 된다고 하는 설명에는 납득이 가서 코오다 의원에서 진찰을 받아 보기로 했다.

그 결과는 역시 무서운 숙변이 고여 있으므로 이것을 내지 않으면 안 된다고 말했다. 또한 CFS는 발목의 염증이 원인으로 신장이 나빠져 있으므로, 먼저 발목을 모관운동이나 각반요법을 해서 확실히 고쳐 두지 않으면 안 된다는 것이었다. 나는 발에 아픔을 느낀 일은 전혀 없었으므로 선생이 말하는 것을 이해할 수 없었지만, 여하튼 양생법을 전부 실행해 보기로 했다.

불면증에는 냉온욕이 잘 듣는다는 말을 들었으므로 그 날부터 식사요법과 함께 실행한 결과 그 날밤은 오래간만에 잘 잘 수 있었다. 다음 날부터 체조를 했으나, 지금까지 약 4년간 누워만 있었던 나에게는 뜻대로 몸이 움직이지 않고 하루 걸러 행하여도 일과를 완수하는 것은 불가능했다. 그래도 필사적으로 매일 계속했다.

기분상 제일 저항을 느낀 것은 요를 없애고 판자 위에서 잔다고 하는 요법이었는데, 니시(西式)요법을 시작하여 4일째에 겨우 마음을 굳혀 실행해 보기로 했다. 실행하여 안 일은, 깊고 짧은 수면이 될 수 있기 때문에 놀랍게도 아침 8시부터 하루의 활동을 시작할 수 있게 되었다는 것이다. 또한 자고 있는 사이에 등뼈의 어긋남이 교정되고, 금붕어운동의 효과도 보태져서 1년간의 요법으로 5cm나 키가 커진 데는 놀랬다.

CFS에는 특히 각반요법이 좋다는 말을 듣고 있었으므로, 양생법에는 1일 1회라고 쓰여져 있었지만, 1일 2회, 낮과 밤 잘 때를 이용하여 반드시 실행하기로 했다. 처음은 5분에서 아픔을 견디지 못해서 벗어 버렸지만, 조금씩 시간을 연장할 수 있게 되었다.

그리고 밤에 자고 있는 사이에 발열하여 땀을 흠뻑 흘린 일이 몇 번 있었으나, 그 후부터는 꽤 수월하게 되어 갔다. 별명 발열요법이라고도 하는 모양인데, 발을 세게 묶음으로써 호스의 끝을 좁혔을 때 물이 세차게 흐르듯이 혈액의 흐름도 좋아지고 발목의 균도 열로 살균되어 좋아진다고 하는 설명을 듣고 더욱 분발할 의욕이 솟아 났다.

요법을 시작한 지 약 반 년 후, 그 때까지 3회였던 모관운동요법이 10~12회로 늘려졌다. 겨우 3회가 될 수 있었을 뿐이었으므로 이것은 무리라고 생각했지만, 빨리 낫고 싶은 생각에서 참고해 보기로 했다. 2개월 정도로 1일 10회가 될 수 있게 되고, 발의 근육도 붙고 몸의 스태미나가 붙은 것이 스스로도 주위사람들로부터도 알게 되었다.

요법을 시작하고부터 1년 후인 1998년 4월에는 자력모관이 1일 15~18회(1회 7~9분) 행할 수 있게까지 되었다. 또한 추운 겨울 동안에도 냉온욕이나 풍욕을 빼지 않고 계속한 결과 감기에도 걸리지 않는 건강한 몸이 되었다.

이 요법을 시작하여 무엇보다 큰 일이었던 것은 식사를 지키는 일이었다. 가족에게 식사를 만들어 주면서 자기는 일체 먹지 않는다고 하는 것은 큰 스트레스였지만, 빨리 낫겠다는 일념으로 주 1회의 단식도 실행했다.

요법을 시작한 1997년 4월 말 무렵의 나는 신장 155cm, 체중 44kg였지만, 8월 말에는 39kg, 11월에는 36.5kg으로까지 여위어서 피골이 상접할 정도로 되었지만, 그 무렵부터 아침은 5시에 일어날 수 있게 되고, 온종일 바쁘게 운동요법이나 가사를 해도 피로를 모를 정도로까지 변화하고, 냉온욕시의 냉탕에 들어가도 차다고 느끼지 않을 정도로까지 되었다.

 실은 이와 같이 수척하게 된 것은 내가 코오다 선생의 책을 매일 읽고 있는 동안에 빨리 낫고 싶다는 생각으로 선생의 승낙도 받지 않고 3일과 4일의 단식을 집에서 행하였기 때문이다.

 단식한 결과 여러 가지의 반응증상이 나타났다. 발목의 아픔, CFS의 여러 가지 증상, 또한 장내세균이 바뀔 때 일어나는 모양으로, 혀나 이에 검은 이끼와 같은 것이 나타났지만, 숙변이 나오고 또한 보통의 식사로 돌아가니 사라져 갔다. 이 일로 해서 건강상태는 매우 좋아졌지만, 언제나 배가 고프고, 맹렬한 식욕을 억제할 수 없게 되어, 그 후 연말부터 설에 걸쳐서 여러 가지의 음식물에 손을 대게 되니 마침내는 과식증이 되어 버렸다.

 2월 중순경에는 체중이 10kg이나 불어 46~47kg이 되어 어떻게도 할 수 없는 상태였다. 그러는 사이에 몸도 나른해지기 시작하고, 아토피가 다시 나타나게 되어 다른 요법으로 고치려고 했지만 아무런 효과도 없었으므로 또 한 번 코오다 선생에게 부탁할 수밖에 없다고 생각했다.

 선생에게서 책망을 들어도 할 수 없다고 생각하면서 코오다 의원을 찾았는데, 내가 지금까지 겪었던 일을 말하고, 또한 앞으로 CFS 합숙에 참가하여 한 번 더 다시 해 보고 싶다고 하니, 그런가, 그러면 열심히 해 보라고 웃으면서 격려해 주었다. 그리고 입원까지 매주 1회씩 찾아 갔더니 기분을 가다듬고 버티어 가라고 하기에 그렇게 노력했다.

■ 입원을 하여

1998년 4월 말에 입원, 약 1개월간 5부죽을 계속했는데, 약 반 달 지난 무렵부터 5부죽이라도 숙변이 나와 몸이 가볍고 건강하게 되어 가는 것을 실감할 수 있었다. 가사를 안 해도 건강이 좋아져 아침은 5시부터 옆사람과 함께 나체요법을 행한다든지 토란약을 만들어 발목염증을 고치도록 힘쓰며, 누구에게도 CFS로는 보이지 않는다고 말할 정도로 건강하게 되었다.

또한 입원 후 곧 행한 혈액검사에 의하여 교원병도 완치된 것을 알고 매우 기뻐했다. 열심히 실행해 온 것이 이와 같은 결과로 나타났으므로 더욱 노력해 가려고 결심했다.

3개월 입원 중 CFS는 반응에서는 그다지 나타나지 않았지만, 아토피의 증상이 주욱 얼굴 전체에 나타났기 때문에 기분이 우울해진 적도 있었지만, 7월 말에는 퍽 좋아졌다고 하므로 퇴원하여 자택에서 3일, 2일과 같이 2회 단식을 하여 깨끗이 고칠 수가 있었다. 몸도 한층 더 건강하게 되고 퇴원하여 3개월이 지난 현재 보통의 건강한 사람들과 마찬가지의 생활을 하고 있다.

나는 이 요법을 알았을 때 조금이라도 빨리 고쳐서 이 요법과 작별할 수 있도록 버티겠다고 생각하고 있었지만, 과식증을 경험해 보고 비로소 코오다 선생이 말하는 '병 고치기는 버릇 고치다'라고 하는 말을 알게 되었다.

그래서 병을 고치기보다 지금까지 자신의 잘못되어 있었던 생활습관을 하나하나 개선하는 데에 주의를 집중하고, 이렇게 좋은 요법이니 앞으로도 주욱 계속해 가겠다고 결심을 굳힌 때부터 기분만이 아니고 건강상태에도 큰 변화가 일어나 나 자신도 모르는 사이에 교원병을 위시한 여러 병들이 하나씩 하나씩 사라져 간 것 같이 생각되었다.

과식증의 시기에는 차라리 이러한 요법을 몰랐다면 좋았을 텐데라고 생각한 일도 있었지만, 그대로 단념하지 않고 이번에 입원하여 같은 병의 동료들과 함께 치료에 전향적인 자세로 대처하여 정말로 좋았구나 생각하고 있다. 지금까지 1년 반 동안 하나씩 하나씩 쌓아 온 것을 소중히 여겨 현재의 상태를 유지해 가려고 생각하고 있다.

이전의 CFS의 증상을 지금에서는 생각해 내는 데에 시간이 걸릴 정도로 건강을 되찾게 되어, 아침 5시부터 밤 11시까지 바쁘게 일을 해도 다음 날에 피로하지 않는 데까지 건강하게 된 것을 지금까지 병 요양 중에 옆에서 도와 준 가족이나 친지, 코오다 선생에게 진심으로 감사하는 바이다.

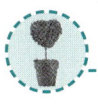

A · A 씨에 대한 코멘트

A · A 씨의 경우는 CFS만이 아니고 교원병(p.120 참조)의 병으로 공괴증, 피부근염, 루머티즘 따위와 같이 결체조직의 교원섬유가 늘어나는 병), 아토피성 피부염도 있어서 그 양생법이 매우 어려웠던 것이다. 현대의학으로는 아마 수십 종의 약을 필요로 하는 것일 것이다.

그러나 본 의원에서의 양생은 그와 같은 약은 일체 쓰지 않으며, CFS의 환자들과 같은 내용이다. 다만 단식요법 등은 간단히는 행할 수가 없고, 딴 분들보다 훨씬 늦게 겨우 들어갈 수 있었던 것은 합숙생활이 1개월을 지나고부터였다.

그 단식으로 아토피성 피부염에 극적인 효과가 나타나, 그 때까지 얼굴에 나와 있었던 습진이 급속히 사라져 가서 몰라볼 정도로 고운 피부가 되었다.

그러나 건강합숙에 들어가기 전 자택에서의 양생으로 소식요법을 지키지 못하여 조금 실패하고 있었으므로, 합숙이 끝나고 나서 다시 자택에서 이 요법을 바르게 계속할 수가 있을까 어떨까 조금 걱정하고 있었다. 그러나 이것은 기우였다. 이번에는 거뜬히 소식을 실행할 수 있었던 것이다. 거기에 자택에서 단식도 되풀이 행하고 있었던 것이 아닌가. 이것은 나도 놀라는 바이다.

그 결과, 건강상태는 더욱 좋아져서 CFS의 증상은 완전히 사라져 버리고, 또한 난치병이라고 일컫는 교원병과 아토피성 피부염도 함께 나은 행복을 지금 맛보고 있다. 이것은 하기 시작하면 누구보다도 적극적이 되는 A·A 씨의 성격이 성공의 큰 원동력이 된 것이라고 생각된다.

최근의 A·A 씨는 다른 일반의 건강인들보다도 더 건강하게 보일 정도이다. 이것은 이번의 건강합숙에서 가장 효과가 나타난 증례의 한 사람이라고 말해도 좋을 것이다.

 A·M 씨(여성 31세)

◨ 생육과 병이 된 원인

나는 태어났을 때 2,700g으로 작았던 모양이나 얼마든지 입을 벌려서 음식물을 먹고 싶어 하는 아이였다는 것이다. 유아기에는 요구르트나 우유 등의 유제품을 많이 먹고 크게 자랐다고 한다.

6살 때 감기로 인해 급성신염이 되었는데, 그 외에는 특별히 큰 병도 걸리지 않고 성장했다. 다만 아이 때부터 빈번히 감기에 걸리곤 했다.

유치원, 초등학교 전부 집에서 편도 2km 정도의 거리를 매일 걸어서 다녔다. 급식 등도 남자아이에 뒤지지 않을 정도로 더 달라고 해서 많이 먹었고, 과자도 대단히 좋아하였으며, 어쨌든 무엇이든지 잘 먹었다.

그 대식벽은 중학생이 되어 탁구부에 들어가니 더욱더 심해졌다. 그러나 키만 크고 삐삐 마른 몸이었다. 탁구부의 연습은 매우 엄하여 토끼뛰기로 몇 바퀴나 돈다든지 산길을 달린다든지 하였으므로, 이 무렵에 발목을 많이 다쳤는지도 모른다.

초등학생 무렵부터 조례 등에서 오랜 시간 서 있으면 기분이 나빠지는 일이 종종 있었는데, 중학생이 되고부터는 앉았다가 일어서면 현기증이 자주 일어나고, 딸국질이 하루에도 몇 번이나 나온다든지 코피가 종종 나서 종합병원에서 검사를 했다. 그 때는 성장기에 의한 자율신경실조증이라고 진단되었으며, 몇 년 있으면 나을 거라고 했다. 중학교를 졸업할 무렵에는 각 증상이 다 상당히 경감해 있었으나, 중학교 2학년 무렵부터 화분증에 걸려 지금도 고생하고 있다.

고교 1학년의 여름 무렵부터는 아침에 어떻게도 할 수 없을 정도로 일어나는 것이 고되었다. 그와 동시에 37도 정도의 미열이 계속되고,

임파선이 부어오르고, 심한 피로감과 권태감, 집중력의 저하가 일어나고, 밤에는 졸음이 심하여 수험공부 같은 건 생각할 수도 없었다.

차차 지각하는 날이 늘기 시작하고, 수업에도 나가지 못하고 보건실에 가서 쉬는 횟수도 많아졌기 때문에 종합병원에서 검사를 해 보았지만 아무데도 이상은 없다는 것이었다. 나 자신으로서는 몸의 어딘가가 나쁜 것임에 틀림없다고 생각하는 반면, 어떻게 이러한 게으름뱅이가 된 것일까 하고 자기자신을 책망하는 일도 있었다.

고교생이 되어서 운동부를 그만두어도 그 때까지의 대식벽은 점점 강해질 뿐으로, 언제나 점심에는 도시락 2인분 이상을 먹고, 저녁 때에는 과자나 빵 등을 매일 먹었다. 저녁밥은 충분히 먹고, 게다가 야식을 몇 번이고 많이 먹었다.

대학에 들어가고부터의 식생활은 그 이상으로 흐트려져 갔다. 케이크나 아이스크림을 매일같이 먹고, 술도 마시게 되었다. 아무리 많이 먹어도 여윈편이었으므로, 그것을 기화로 다른 여성의 2, 3배나 되는 양의 식사를 예사로 먹었다.

대학 2학년의 봄에 내가 들어가 있었던 서클에서 하루에 30km 걷는 이벤트가 있었다. 그런데 10km도 걷지 않았는데 양 발의 발등의 외측부분이 심하게 아파 왔다. 그러나 지금까지 한 사람도 물러난 사람이 없다고 하므로 무리를 하여 끝까지 30km를 다 걸었다.

이 때에는 발의 통증은 상당히 강해져 있었으며, 그 후 1주간 정도는 발을 질질 끌면서 걸어야만 했다. 그 이벤트 후부터 오른발 엄지의 착근부에 둔통이 있게 되었다. 명백히 모르톤씨병이 이미 이 때

악화해 있었다는 것을 알 수 있었다.

그로부터 반 년 쯤 지난 겨울, 차로 귀가하는 도중에 충돌사고를 일으켰다. 다행히 큰 사고는 아니었지만, 나 자신은 신중하게 운전을 하고 있었다고 생각했는데 어떻게 추돌해 버렸는지 잘 알 수 없는 상황이었다.

일전에 코오다 선생이 행한 강연의 비디오 속에서 '발목이 나쁜 사람은 신경이 고르지 않기 때문에 브레이크를 밟는 것이 더디어 추돌사고를 일으킨다. 만일 내가 경찰의 장이라면 모관운동을 전원에게 해 보게 하여 양발을 정확히 잘 흔드는 사람들 이 외에는 면허증을 내 주지 않을 것이다'와 같은 내용의 말을 하는 것을 듣고 마음 속으로 깜짝 놀랐다.

나도 모관운동을 하면 양발을 똑같이 가지런히 하여 흔들 수가 없다. 이렇게까지 나의 인생이 둔중신장에 크게 좌우되어 있었다니, 이런 일을 이 때까지는 생각해 보지도 못했었다.

대학원에 진학한 봄에 한 검사에서 빈혈이라는 것을 알고 병원에 갔다. 빈혈자는 반드시 위가 나쁘다고 하여 위의 X-ray 검사를 해 본 결과, 한 장의 X-ray 사진으로는 다 수용할 수 없을 정도의 위하수이고, 또한 만성위염이라는 것을 알았다. 그래서 위약과 빈혈약을 당분간 복용하며 좀 더 영양을 취하라고 하여 그 때까지 취했던 이상으로 영양있는 음식물을 먹도록 했다.

이 무렵부터 다시 무리가 듣지 않는 몸이 되었다. 대학 4년간은 거의 지각도 하지 않고 지낼 수 있었지만, 아침에 일어나는 것이 매우 고된 날이 되었다. 그처럼 의욕적으로 열중하고 있었던 연구에도 정성을 들이지 않게 되었다.

■ CFS 발증

1992년 4월에 취직, 염원하던 연구자생활을 시작했다. 그리고 처음으로 혼자서 살게 되었다.

내가 입소한 연구소는 여성연구자가 조금밖에 없는 꽤 특수한 환경이었다. 게다가 대부분이 서로 인사도 나누지 않는다고 하는 곳으로, 일 자체에는 큰 보람을 느끼고 있긴 했지만 매일 허둥대는 일도 많고, 좀처럼 직장의 환경에 친숙해질 수가 없었다. 그래도 시작무렵에는 매일 연구내용의 일로 가슴이 두근거리는 충실한 생활을 하고 있었다.

그 해의 11월에 감기에 걸린 것이 계기가 되어 나의 길고 고된 CFS 생활이 시작되었다. 그 때까지는 병으로 직장을 쉬는 일은 없었다.

11월에 걸린 감기는 좀처럼 낫지 않고 며칠이나 쉬지 않으면 안 되었다. 그리고 12월 하순에 근무 중 갑자기 심한 현기증과 토기가 일어나 조퇴할 수도 없을 정도로 상태가 악화되었으며 저녁 때까지 몇 번이고 토했다. 귀가도중에도 몇 번이나 토하고, 집에 도착하니 38도 이상의 열이 나고 있었다.

다음 날 병원에 가서 즉시 입원하게 되어 검사를 해 보니 아무 곳도 이상은 없고 증상도 좋아지게 되었으므로 단순한 감기일 것이라고 하여 5일만에 퇴원했다. 그 후 미열이 계속되고 언제까지고 감기가 낫지 않는 듯한 느낌이었지만, 때때로 일을 쉬면서 감기약을 계속 복용하고 있었다.

그 후 목 아픔, 전신권태감, 손발의 근육통, 관절통, 두통 그리고 아침에 어쩔 수도 없을 정도로 일어나기 어려운 CFS의 전형적인 증상이 나타나게 되었다. 그 때문에 일도 연차휴가만으로는 부족할 정도로 가끔 쉬지 않으면 안 되었다. 그것과 더불어 1, 2개월에 1회 정도는 반드시 감기에 걸려 38도 이상의 고열을 내게 되었다. 감기로 쉰다고 해도 이처럼 자주 감기에 걸려 있으면 직장 동료들이 믿지 못할 정도였다. 그래도 아무래도 하지 않으면 안 되는 일은 어떻게든 해내고 있었다.

취직하고부터 식생활은 점점 불규칙하게 되어 갔다. 연구소의 식당에서 먹는 정식은 프라이 등의 지방물이 많았고, 낮이나 밤이나 그 식당이거나 외식이었다. 또한 스트레스를 느끼게 되고부터는 친구들과 음주하는 기회도 많아지고, 마른 안주를 많이 먹고, 그 후에 회전초밥집에 가서 많은 초밥을 먹고, 아이스크림을 1파운드 사서 돌아오는 당치도 않는 생활을 되풀이하게 되었다. 그러한 상태로 때때로 직장을 쉬지 않으면 안 되긴 했으나, 건강한 때도 있었으므로 어떻게든 나날을 보내고 있었다. 그러나 각각의 증상은 계속 악화될 뿐이었다.

1994년의 여름에 근무선이 이전되어, 직장의 이전준비와 자택의 이사 때문에 매우 바쁘게 되었다. 이 무렵부터 과면과 피로감이 심상치 않을 정도로 심하게 되고, 직장에서 돌아오면 의복을 갈아입는 것도 할 수 없을 정도로 녹초가 되어 있었으며, 그대로 아침까지 12시간 가까이 잠을 자도 잠이 모자라는 상태였다.

그러한 때 대학시절의 친구가 CFS의 신문기사를 보내 주었다. 그것을 읽고 나는 자신이 틀림없이 CFS이라고 확신했다. 지금까지 우울병이니 기력의 문제니 병명이 없느니 하는 등으로 일을 쉴 때마다 직장에서의 압력을 강하게 느끼고 있었으므로, 이제야 틀림없이 병명이 붙을 것이라고 하는 안심감을 느꼈다. 그래서 그 기사에 나와 있던 CFS 전문의 대학병원으로 지푸라기라도 잡는다는 심정으로 갔다. 어떻게든지 해서 나 자신이 병에 걸려 있다는 것을 인정받고 싶었다.

그런데 그 선생은 나의 증상을 들은 후 '당신과 같은 사람은 CFS는 아닙니다'라고 말하며 그 이상 상대해 주지 않았다. 그 때의 충격은 컸다. 병명을 부여받지 못한다고 하는 초조감이 나타났다.

나 자신은 아무래도 CFS임에 틀림없다고 생각했으며 CFS라고 인정받고 싶었기 때문에, 1995년 6월에 TV에서 소개되었던 CFS 전문의가 있는 신경과로 갔다. 그리하여 마침내 그 클리닉에서 CFS라는 진단을 받았다. 그 때 겨우 병명이 붙어 안심했다. 그 선생은 나의 증상이 CFS의 전형적인 증상을 나타내고 있음을 인정해 주었고, 틀림없이 CFS라고 말해 주었다.

그러나 한숨 쉬는 것도 잠시 뿐, 곧 새로운 문제가 일어났다. CFS에는 치료법이 없으므로 대증요법을 시술할 수 밖에 없고, 또한 언제 나을지도 모른다고 하는 것이었다. 그 클리닉에서는 CFS는 스트레스의 영향이 강하다고 하여 정신안정제와 CFS에 효과가 있다고 하는 한방약을 처방해 주었다. 그 후 1년 반 동안 그 약을 계속해서 복용했다. 그러나 증상은 더욱 악화되어 갈 뿐이었다.

다음 해 1996년의 여름에 결혼을 하였다. 결혼 준비, 이사 등의 피로에서인지 그 해의 11월에 심한 현기증과 혼자서는 한 발도 걸을 수 없을 정도의 전신의 근력저하로 신경내과를 소개받아 12월에서 3개월 반 동안 입원했다. 거기에서도 검사에서는 이상이 없고 CFS라고 인정은 받았지만, 치료법이 없으므로 재활요법으로 걷는 연습을 하기로 했다.

그 사이에 CFS에는 비타민 C의 대량투여가 좋다고 하는 정보가 있어 1일 4g의 비타민 C를 복용하였다. 그러나 특별히 효과는 없었다. 또한 입원 중에도 몇 번이나 감기에 걸렸다. 같은 방의 환자들은 감기에 걸리지 않는데 나만 언제나 고열을 내고 꽤 중증이었다. 그러나 식욕은 곧 회복되어서 병원식만으로는 모자라 재활원에 갔다 돌아오는 길에는 매점에 들러서 많은 양의 과자나 주스류를 사와서 먹었다.

입원 초에는 휠체어의 생활이었지만, 곧 보행기로 생활할 수 있게 되었다. 여전히 미열, 두통, 근육통, 관절통, 목의 아픔은 계속되고, 거기다 현기증이 심하여 온종일 자리에 누워 있었다. 언제 나을 것인가, 정말로 나을 것인가도 모르는 채로 그저 나날을 보낼 수밖에 없었고, 육체적으로도 정신적으로도 꽤 궁지에 몰려 있었다.

■ 코오다요법을 만나고부터 합숙참가까지의 경과

내가 처음으로 코오다요법을 안 것은 인생에 절망을 느끼고 있었던 입원 중의 침대 위에서였다. 남편이 CFS의 홈페이지를 발견하여 가져다 주었는데 그 속에 코오다요법이 소개되어 있었던 것이다. 그러나 당시는 책을 읽을 수도 없었기 때문에 남편이 코오다 선생의 책을 사 주어도 잠시 제명만 볼 뿐으로, '먹지 않고 병이 나을 리가 없다'고 생각하여 전혀 받아들이려고는 하지 않았다. 얼마나 현대의학의 생각에 사로잡혀 있었는가를 알 수 있다.

그 후에도 남편으로부터 '이 요법으로 CFS가 좋아졌다고 하는 사람이 있으니까 할 수 있는 데까지 해 보자'고 설득을 받았지만, 무엇보다도 먹는 것을 좋아한 나는 완고하게 이것을 받아들이려고는 하지 않았다. 지금에야말로 얼마나 자기멋대로의 생각이었을까 하고 생각했지만, 당시의 나에게는 나 자신의 일을 생각하는 것만으로 힘이 겨워서 다른 것을 생각할 여유가 없었다. 그처럼 CFS의 증상은 고된 것이다. 코오다요법을 안 이 때 바로 시작했었다면 하고 매우 후회하였다.

어떻게든 평지에서는 지팡이를 짚고 걸을 수 있게 되었으므로 1997년 6월에 복직했다. 실로 7개월만에 지팡이를 짚고 출근했으나 첫날부터 상사로부터 실험을 하라는 분부를 받았다. 체력적으로 무리라고 알고는 있었지만, 상사의 기분을 거슬리기 싫어서 무리를 하면서 실험을 했다. 그러나 당시엔 등줄기의 아픔이 심하여 2시간 이상 몸을 일으켜 있을 수 없는 상황이었으므로, 1주일도 되지 않아 다시 움직일 수 없게 되어 12월 중순까지 재차 휴가를 취하기로 했다.

차차로 지팡이가 없어도 평지에서는 걸을 수 있게 되었지만, 조금이라도 상반신을 일으키고 있으면 등줄기의 아픔이 심해지기 때문에 역시 누워만 있는 생활이 계속되었다. 그러한 때 코오다 선생의 책을 잠깐 들여다본 즉, 'CFS는 신장이 원인이다'고 하는 내용을 발견했다. 이미 자기의 신장에 불안을 느끼고 있었던 나는 곧 '이 선생이 말하고 있는 것은 옳다'고 생각했다. 그러나 소식요법이라고 하는 것이 나에게는 기분이 내키지 않는 최대의 포인트로, 좀 더 수월한 방법, 예컨대 약을 사용하는 치료법으로 고치고 싶다고 생각하여 코오다요법을 시작하려고는 생각하지 않았다.

그리고 그 해의 11월에 코오다 의원에서 CFS 극복의 모임이 열린다는 것을 알았다. 오사카까지 장거리 이동을 할 자신이 없었지만, 무슨 일이 있어도 같은 병으로 고생한 사람들과 만나서 자신의 고됨을 이해받고 싶어 남편과 가는 도중에 일박하고 쉬면서 갔다. 그럼에도 코오다 의원에 도착한 무렵에는 몸은 흔들거리고 그저 겨우 앉아 있을 정도였다.

처음으로 자기와 같은 고통을 뛰어 넘어온 분들과 만났다고 하는 감동과 자기의 고통을 이해해 주는 분들의 친절에 접하여 오랜만에 안심감과 같은 것을 느꼈다. 만일 그 때 CFS 극복의 모임에 참가하고 있지 않았다면 아마 자살했을지도 모른다. 이 날이 나의 인생을 크게 바꾸는 날이 되었다.

코오다요법으로 CFS나 다른 병을 극복해 온 분들의 이야기를 듣고 있는 사이에 '이것밖에 없다'고 생각했다. 그 자리에서 다음 해 1998년 봄의 CFS 합숙에 참가하는 신청서를 내고, 요법의 설명을 듣고 귀가했다. 그렇게도 집착하고 있었던 음식물에 대한 미련도 끊으려고 하는 결심이 솟아났다. 그보다도 건강을 쟁취하는 편이 얼마나 더 중요한가를 알게 되었다. 극복의 모임에서 나를 격려해 준 분들에게는 깊이 감사하는 바이다.

그 때까지 믿을 수 없을 정도로 대식이었던 나는 갑자기 소식으로 할 자신이 없었으므로, 우선은 다음 날부터 조식을 빼고, 아침과 저녁에 녹즙을 한 잔씩 마시고, 점심은 그 때까지와 같은 식사로 하고, 저녁식사만 현미, 두부, 나물로 하기로 했다. 그렇게 하니 신기하게도 언제나 마사지를 뗄 수 없었던 수족의 근육통이 희미해져 가고, 얼마 있지 않아 양 발목이 아프게 되었다.

그리고 12월 1일에 코오다 선생의 초진을 받을 수가 있었다. 그 때 선생은 내가 아무 설명도 하고 있지 않는데도 나의 손이나 배를 본 것만으로 나의 식생활이나 증상을 차례차례로 알아 맞추었다. 그 때까지 다른 의사들에게는 아무리 설명해도 이해를 하지 못했는데, 어떻게 이 선생은 아무 것도 말하지 않았는데도 이렇게 잘 알아주는 것일까 하고 기분이 나쁠 정도였다.

그러나 그것과 동시에 '이 선생이면 틀림없이 나의 병을 고쳐 줄 것이다. 나를 생지옥과 같은 고통으로부터 구해 줄 것이다'고 확신했다. 진찰실을 나왔을 때는 기뻐서 가슴이 꽉 막혀 버렸다.

다음 날부터 점심도 선생의 처방대로 현미, 두부, 나물로 먹었다. 그리고 1주에 1일은 한천단식도 했다. 그러나 그 때까지 매일 누워만 있었던 나에게는 운동요법은 거의 할 수 없었다. 또한 식사내용도 그 때까지 대식이었던 나에게는 완전히 지키기가 어렵고, 과실이나 흰살의 어육을 먹는다든지 1주일에 한 번은 좋아하는 음식을 먹으려 외식을 한다든지 하였다. 그래도 각 증상은 차차로 수월해지고, 특히 수족의 근육통이나 두통이 꽤 좋아지게 되었다는 것을 실감할 수 있었다.

12월 중순에 다시 복직했지만, 직장에서의 인간관계는 최악의 것이 되어 있었다. 이 정도까지 장기간 휴직을 되풀이하고 있었으므로 어쩔 수 없는 일일지도 모른다.

등줄기의 아픔 때문에 1일 2시간 정도의 휴식을 취하지 않으면 안 되긴 했으나, 어떻든 다음 해 1998년 2월 중순까지는 직장에 나갈 수가 있었다. 그러나 2월에 감기에 걸려 39.7도라는 고열이 계속되었다. 나아지는가 하고 생각했더니 다시 38도 이상의 열이 나는 상태로, 감기로 통원하고 있었던 근처 병원의 선생도 합병증이 걱정되니 집에서 안정을 취하라고 해서 직장도 쉬었다. 1개월 정도로 겨우 감기의 증상은 나았지만, 모처럼 호전되고 있었던 CFS의 증상이 다시 악화되어서 도저히 일할 수 있는 상태는 아니므로 다시 휴직을 했다.

▣ 합숙에 참가하고부터의 경과

5월 2일부터 코오다 의원에 입원하여 CFS 극복의 합숙에 참가하게 되었다. 입원 전에는 이미 이 이상 일을 계속해 갈 자신이 없어졌으므로, 될 수 있는 대로 빨리 일을 그만두려고 결심을 하였다. 작년 11월 극복의 모임에 참가했을 때는 65kg이었던 체중이 입원시에는

56.5kg이 되었다. 이렇게 하여 나의 운명을 바꾼 건강합숙이 시작된 것이다.

5월 2일은 입원을 위한 준비나 오사카까지의 이동의 피로 때문일까 37.5도의 열이 있고, 전신권태감, 양 발목과 등줄기의 아픔이 심하고, 조금만 움직여도 침대에 들어눕지 않고서는 다음의 동작이 될 수 없는 상태였다. 처음 먹는 저녁밥의 5부죽과 두부는 맛있다고는 느낄 수 없었고 양이 많아서 겨우 다 먹었다. 계단은 난간을 거머쥐지 않고서는 오를 수 없었고, 평지라도 흔들거리는 일이 있었다. 언제나 머리가 흐리멍텅해 있고, 사고력도 전혀 없었다. 웃는 일도 거의 없고, 언제나 피로해 있었기 때문에 기분도 울적해 있었다.

이러한 상태가 입원 후 얼마 동안 계속되었고, 심한 피로감 외에 목 아픔도 걱정이 되었다. 열도 아침부터 37도를 넘고, 온종일 미열이 계속된 날이 1주간 계속되었지만, 5월 10일 아침에 비로소 36.4도로 떨어졌다. 그 날의 아침 진찰에서 선생은 '이제 아침에 열은 나지 않게 돼'라고 말했지만, 나는 5년간이나 계속된 미열이 그렇게 간단히 내릴 리가 있겠냐고 좀처럼 믿으려 들지 않았다.

그러나 선생이 말한 대로 그 날을 고비로 하여 아침의 체온은 37도를 넘는 일이 없어졌다. 입원하여 1주일만에 이러한 극적인 변화가 일어나다니 정말로 믿을 수가 없었다. 평열(平熱 : 건강할 때의 체온)을 맛보는 것은 실로 5년 반만의 일이었으므로 정말로 감동스러웠다.

5월 12일에는 왼쪽 옆구리가 아프고 숙변이 나왔다. 숙변이 나오니 몸 상태가 훨씬 좋아져 가는 것이 실감되었다. 그 후에도 입원 중에 몇 번이나 독특한 권태감이나 복통이 있은 후 숙변이 나오고 나서는 CFS의 증상이 호전된다고 하는 것을 몇 번이고 경험했다.

또한 토란약(「스스로 진단하는 내 병의 원인과 증상 그리고 치료까지」(도서출판 형설) 및 「약을 사용하지 않고도 병을 고친다 니시건강요법에 관한 모든 것」(도서출판 형설) 참조)의 효과로 발목의 아픔이 수월하게 되어서 밤에 푹 잘 수 있게 되고, 양 발목의 부기도 계속해서 빠져갔다. 자신으로서도 이렇게 발이 부어 있었다니 도저히 믿어지지 않을 정도의 변화가 일어났다. 식사도 아주 맛이 있고, 배도 아주 잘 고프게 되었다.

그 후 등줄기, 목, 발목의 아픔은 계속되고, 때때로 오후에 미열이 나고 피로감을 느끼는 일이 있긴 했으나, 나날이 스태미나가 붙어오고, 아침에는 일찌기 상쾌한 기분으로 일어날 수 있게 되었다.

입원 전에는 1일 16시간 이상 자고 있었는데 지금은 8시간의 수면으로 아침부터 힘차게 행동할 수 있게 되었다. 선생도 '퇴원할 무렵에는 많이 좋아져 있을 거야'라고 말해 주었으므로, 건강하게 된 자신을 상상하니 그것이 큰 낙이 되었다. 이렇게 짧은 시간으로 줄곧 좋아져 가고 있으므로, 기분도 아주 밝아지고 일도 적극적인 자세로 생각하게 되었다.

5월 22일부터 생전 처음 장국단식을 시작했다. 이 무렵에는 CFS의 각 증상이 경감되어서 입원 전과는 몸이 딴 사람이 된 것이 아닌가 하고 생각될 정도로 건강하며 꽤 활발하게 움직이게 되어 있었다. 처음 경험하는 것이라 조금 불안한 기분으로 단식을 맞이했지만, 흑설탕을 섞은 장국단식은 맛이 아주 좋고 공복감도 없었으므로 단식을 하고 있다고 하는 실감도 나지 않고 언젠지도 모르게 3일간이 끝났다. 단식 중에는 변통이 대단히 좋아졌다. 단식 중에 남편이 입원 후 처음으로 문병을 왔는데, 내가 상상 이상으로 건강해져 있고 안색도 좋아져 있는 데에 놀랐다.

5월 27일부터 생현미분말을 먹게 되었다. 생각하고 있었던 것보다도 감미나 향기가 있어 아주 맛있다고 느꼈다. 현미분말의 영향 때문인지 다음 날에는 숙변이 꽤 많이 나왔다. 그리고 29일에는 오랜만에 등줄기의 아픔이 강하게 나타나더니 3일 정도 계속되다가 곧 좋아졌다. 선생도 '앞으로 여러 가지의 반응이 나타나는데 기꺼이 맞아 주어요'라고 말해 주었으므로, 아픔이나 고됨도 낫기 위한 반응이라고 이해하고 기꺼이 받아드릴 수가 있었다.

그리고 반응이 나타난 후에는 그 때까지 이상으로 몸이 뚜렷이 좋아져 가는 것이 실감되었으므로, 다음은 또 어떤 반응이 나타나 올 것인가 하고 기다리는 판국이었다. 또한 현미분말을 먹고부터는 점점 피부가 매끈매끈하게 되고, 피부색도 희게 되어 가는 것을 확실히 알 수 있었다.

6월 1일, 입원하고 나서 벌써 1개월이 지났는데 체중은 52.7kg이 되어 있었다. 이 무렵부터 몸 상태가 날씨의 영향을 받기 쉽다는 것을 느끼게 되었는데, 기분 좋은 날이 꽤 많아졌다. 선생께서도 '앞으로 2, 3년 있으면 남들보다도 건강하게 되'라고 말했을 뿐인데 매우 기쁘고 큰 격려가 되었다.

6월 10일부터 2회째의 3일간의 장국단식을 했다. 11일에는 단식 때문인지 가벼운 탄력감이 있었지만, 난간을 잡지 않아도 계단을 오를 수 있게 되어 매우 감격했다. 2회째의 단식 후에는 특히 심한 반응도 없고, 각 증상이 계속 좋아져 가고, 스태미나가 붙게 된 것을 느꼈다. 그리고 다시 직장에 돌아가 일을 계속할 자신도 생겼다. 때때로 오후에 미열이 났다 해도 반나절도 못 되어서 내리게 되었다.

　입원 전에는 한 번 열이 나면 최저 수일 간은 계속되었으므로 대단히 수월하게 되었다. 낮에 고단해서 침대에 들어눕는 일도 적게 되고, 여러 가지 동작을 온종일 거의 쉬지 않고 할 수 있게 되었다.

　6월 27일부터 3회째의 장국단식(「성인병의 시작 비만」(도서출판 형설) 참조)을 5일간 하기로 했다. 단식 중에는 단식을 하고 있다고는 생각되지 않을 정도로 아주 건강하여 정말로 건강에 가까워졌다고 실감했다. 이렇게 몸도 마음도 기분 좋게 느끼는 것은 몇 년만인가, 죽 잊고 있었던 감촉이었다. 건강한 사람은 매일 이렇게도 기분 좋은 상태로 지내는 것에 감동하였다.

　이렇게 하여 7월 19일에 나의 입원합숙생활은 끝이 났다.

■ 퇴원 후의 경과

매우 상쾌한 기분으로 퇴원한 후 얼마나 건강하게 되었나고 하는 즐거운 놀람과 감동을 여러 면에서 몇 번이나 맛볼 수가 있었다.

　먼저 퇴원하는 날에는 우리집까지 이동하는 사이, 2개월 반 전에 입원하기 위해서 오사카로 향하고 있었던 때의 나 자신과는 딴사람이

된 것이 아닌가 하고 생각될 정도의 변화를 실감했다. 이전에는 그렇게도 곤란했던 전차의 갈아타기나 오랜 시간 신칸센을 타고 귀가한 후에도 거의 피로감이 없고 등줄기의 아픔도 걱정이 되지 않았다. 역에서의 긴 계단의 오르내림에도 남편의 도움도 난간도 없이 건강한 사람들과 마찬가지로 행동할 수 있다고 하는 것에 매우 감격했다.

집에 돌아오고부터도 이전에는 1일 16시간 이상이나 자고 있었는데 거짓말처럼 매일 아침 5시경에는 기분 좋게 눈이 뜨이고, 운동요법과 이전에는 전혀 할 수 없었던 세탁이나 식사준비 등의 가사를 아침 일찍부터 할 수 있게 되었다. 또한 차로 장보러 가도 피로하지 않게 되어 2년만에 쇼핑을 즐길 수 있게 되었다. 영어회화를 공부해도 입원 전과는 분명히 기억력, 집중력이 붙은 것을 확실히 알 수 있었다. 또한 이전에는 1주일에 한 번 정도밖에 목욕할 수 없었는데, 매일 아침 냉온욕을 빼지 않고 했으므로 온종일 매우 기분 좋게 지낼 수 있었다.

이와 같은 모양으로 온종일 힘차게 움직이고 있었으므로 남편이 걱정할 정도였다. 그렇게 해도 아주 무리를 하지 않는 한 미열도 전혀 없었다. 정말로 다만 2개월 반만에 이처럼 회복됐다니 기적이 아닌가 하고 생각될 정도로, 주위의 사람들로부터도 내가 바로 요전까지 일어나지 못하고 누워만 있었다니 믿을 수 없다고 종종 이야기를 듣곤 했다. 매일이 정말로 즐겁고 살아 있다는 것에 깊이 감사하게 되었다.

퇴원시에 선생이 지시해 준 식사의 메뉴는 입원 중과 마찬가지로 현미분말과 두부에 저녁만은 나물이 한 접시 따르고, 녹즙도 아침과 저녁의 2회로 늘었다. 이 때는 이것만이라도 나에게 있어서는 상당히 사치스럽게 느껴졌으며, 만족할 수 있는 메뉴였다. 그 때문에 귀가하고부터는 약 1개월간은 때때로 나물을 조금 더 먹는 일은 있었지만, 거의 선생의 처방대로 식사나 운동요법을 지킬 수가 있었다.

그런데 8월 하순에 정신적인 스트레스를 받은 것을 계기로 그 때까지 참고 있었던 식욕이 폭발하여 마침내 단것에 손을 내밀게 되었다. 처음은 화과자, 그 후에는 이전에 매우 좋아했던 아이스크림이나 케이크 등의 양과자까지 먹게 되었다.

양과자를 먹기 시작하고부터 그 때까지 모처럼 좋아져 있었던 건강상태가 점점 무너져 갔다. 이번 일로 CFS에는 단것이나 유제품이 얼마나 몸에 나쁜 영향을 미치는가 하는 것을 잘 알게 되었다. 특히 나의 경우는 유제품에 대해서는 민감하게 몸이 반응하고, 버터 등이 든 양과자를 먹기 시작하자 마자 곧 미열이 나타나서 얼굴이 붉어지고 온몸이 말할 수 없이 나른해 왔다.

그리고 처음으로 아이스크림을 먹고난 이튿날의 아침부터 그 때까지 모처럼 내려가 있었던 미열이 나타나기 시작하고, 심박수도 높아지고, 두통, 전신권태감, 근육통 등의 CFS 증상이 다시 나타나게 되었다. 그리고 안색도 차차로 검붉게 되고, 사고력이 저하하고, 언제나 머리가 흐리멍덩하여 무슨 일에도 무기력하게 되어 갔다.

그렇게 되니 먹으면 건강상태가 나빠진다는 것을 알고 있어도 자기의 의지로서는 먹는 것을 그만둘 수 없게 되었다. 그러는 사이에 양도 만복이 될 때까지 먹지 않으면 한이 차지 않게 되고, 많이 먹은 이튿날 아침에는 반드시 숙취와 같은 상태가 되어, 대식이 얼마나 간에 부담을 주는 것인가 하는 것을 실감했다.

그 후에도 약 20일간 과자류를 계속 먹고 체중도 이 사이에 계속 불어서 합숙에서 상당히 좋아져 있었던 몸이 악화해 있었다.

이래서는 안 된다. 이대로라면 다시 저 지옥과 같은 증상으로 고생하게 된다. 한 번 더 초심으로 돌아가 '건강법'을 정말로 다시 시작해야 겠다고 결의를 굳히고 코오다 의원에 재입원하기로 했다.

▣ 재입원 후의 경과

이렇게 하여 9월 9일에 코오다 의원에 재입원하게 되었다. 입원하여 약 1주일간, 현미분말과 두부라고 하는 식사를 계속하였던 바, 곧 숙변이 나오기 시작하고, 아침의 체온이 서서히 내려 갔다. 심박수나 혈압도 내리기 시작하고, 이와 동시에 피로감도 점점 좋아져 갔다.

9월 16일부터 7일간의 장국단식을 했다. 단식 중에는 길어져 있었던 수면시간도 8시간 못 되게 되고, 퇴원 후 악화해 있었던 각 증상이 아주 좋아져 갔다. 먹지 않으면 건강이 좋아진다고 하는 것을 다시 실감하였으며, 이대로 일생 장국단식을 계속해 가고 싶을 정도로 건강이 좋아졌다.

이 단식 후 아침에는 얼굴의 부기가 없어지고, 안색이 다시 희어져 왔다.

이번의 입원으로 현재까지 장국단식을 7일간을 2회, 5일간을 1회 행하였는데, 단식 후의 반응도 횟수를 거듭함에 따라 약하게 되었다. 그리고 매번 단식 후에는 각 증상이 매우 좋아져, 지금은 정말로 체력이 붙고, 안색도 아주 좋아지고, 피로감, 전신권태감도 느껴지지 않을 정도로 경감되었다. CFS가 나아버린 것이 아닌가 하고 생각될 정도로 쾌조로운 나날이 많아지게 되었다.

그리고 5월에 처음으로 코오다 의원에 입원한 이래로 반 년 이상 동안이나 조금 감기기가 있은 일이 있긴 했으나 감기로 고열이 나서 자리에 눕는다고 하는 일은 한 번도 없었다. 이러한 일은 나의 인생에서는 처음 있는 일이다. 금년 겨울은 생전 처음으로 감기와 인연을 끊고 지낼 수 있다고 생각하니 기뻐서 어찌할 바를 모르겠다.

▣ 앞으로의 포부

사실 입원하기 전에는 이처럼 효과가 있으리라고는 생각하고 있지 않았다. 코오다 의원에서의 합숙, 입원생활은 정말로 매일 얻는 것이 많고, 충실해 있었고, 매우 짧게 느껴졌다. 또한 코오다 선생으로부터는 병의 치료만이 아니고 인생관과 같은 것을 많이 배울 수가 있었다. 지금까지는 책을 읽을 수가 없었는데, 앞으로는 코오다 선생의 책을 많이 읽고 이 요법의 공부를 해 가려고 생각한다.

입원하여 코오다요법을 조금씩 배우는 사이에, 전형적인 CFS의 각 증상을 나타내고 있는 내가 코오다 선생이 말하고 있는 '둔중신장(鈍重腎臟 : 신장의 피로로 인한 신장의 기능 저하증)'의 각 증상에 완전히 딱 들어맞는다는 것을 알고, 지금은 'CFS는 이 요법으로 반드시 낫는다. 이 요법으로 밖에 고칠 수 없다'는 강한 확신을 갖고 있다.

　내가 체험해 온 것이 한 사람이라도 많은 CFS로 고생하고 있는 분들에게 읽혀져서 이 요법을 시작하는 계기가 되기를 진심으로 원한다. 지금도 CFS로 고생하고 있는 분들이 많이 있다고 생각하는데, 그분들이 코오다요법으로 하루라도 빨리 생지옥과 같은 고통으로부터 구제되기를 바라마지 않는다.

　내가 CFS를 발증한 이래 자기 자신이 꽤 괴로웠던 일이 많았던 것은 물론, 가족을 비롯하여 주위의 사람들에게 많은 괴로움과 걱정을 끼쳐 왔지만, 이 코오다요법을 만나서 겨우 인생에 빛을 본 것같은 기분이 든다. 그리고 자기 자신을 반성해야 할 점이 많았다고 깨달을 수가 있어, 지금은 CFS로 고생한 일로 인생의 귀중한 공부가 되었다고 생각하게 되었다. 그리고 보이는 것이 모두 너무나 아름답고, 정말로 상쾌한 기분이 될 수가 있었다.

　건강하게 된다는 것은 이렇게도 멋진 것이었던가 하고 놀라고 있다. 삶의 기쁨을 잘 음미하며, 코오다 선생을 위시하여 지금까지 나를 지지해 주었던 많은 분들에게 진심으로 감사하고 있다. 정말로 고마웠습니다.

 **A·M 씨에 대한 코멘트**

A·M 씨는 이번의 건강합숙 참가자 중에서는 가장 중증이 아닌가 하고 생각되는 그러한 상태로 코오다 의원을 찾아 왔다.

CFS의 증상도 수년 간 계속되고 있고, 2층에 있는 자기방에 가는데 겨우 계단을 오를 정도라는 것이다. 열도 요 수년 이래 계속되고 있고, 강한 전신권태로 매일 아침 여러분들과 함께 기상할 수 있을까가 매우 걱정이라고 말하고 있을 정도였다.

얼굴을 봐도 과연 '괴롭다'고 하는 표정으로, 이러한 사람이 정말로 여러분과 함께 합숙생활이 될 수 있을까 하고 이쪽에서도 조금 불안했었다. 그러나 최초의 불안은 며칠 사이에 사라졌다. 코오다 의원의 생활을 시작하니 나날이 상태가 좋아져 오므로 본인도 놀라워할 정도였다.

'좋아, 이것이면 성공해!'라고 직관하고, '낫습니다, 낫습니다, 반드시 건강하게 됩니다!'고 매일 격려하고 있는 사이에 정말로 완전히 바뀌어 버린 것이 아니겠는가.

이러한 중증의 환자라도 예외 없이 건강합숙에서 건강하게 된다면, 다른 많은 CFS의 환자들에게도 소리를 크게 하여 권할 수가 있는 것이 아닌가 하고 점점 더 희망에 꿈이 부풀고 있다.

A·M 씨 자신도 지금까지의 괴로웠던 병상을 극복해 가는 과정을 상세하게 리포트로 정리하여 장래는 한 권의 책으로서 공표하려고 하는 큰 꿈을 안게끔 되었다.

이것은 나에게 있어서도 매우 기쁜 일로, A·M 씨의 귀중한 체험이 다른 많은 CFS로 고생하고 있는 사람들을 구하는 데 큰 힘이 될 것이라고 기대를 걸고 있다.

주 : A·M 씨는 7월 하순 코오다 의원을 퇴원, 건강한 몸으로 귀가했지만, 너무나도 튼튼해졌

으므로 방심을 하여 식생활이 조금 흐트러졌다. 날 때부터 좋아하였던 단것에 손을 내밀어 과식이 계속된 결과, 모처럼 입원 중에 호전되어 있었던 CFS의 증상이 다시 나타나게 된 것이다.

이에 놀라서 1998년 9월 재입원하여 11월 말까지 다시 엄격한 소식요법 및 단식요법의 생활로 되돌아왔다.

그 결과 CFS의 증상은 다시 거뜬히 경쾌하게 되어 1회째의 입원시보다 한층 더 건강하게 되어 있다.

그렇다 해도 자택에서의 양생에서 방심하는 것이 얼마나 CFS 극복에 큰 방해가 되는가를 잘 알게 되었다고 술회하고 있다.

이것은 다른 같은 CFS의 환자들도 예외는 아니다. CFS를 극복한 후에도 역시 바른 생활을 계속하고, 그것이 습관이 될 때까지 열심히 하지 않으면 안 된다. A·M 씨는 이 일을 다른 사람들보다도 빨리 깨달은 셈이며, 이것은 대단히 좋은 공부가 되었다고 생각한다.

 I·M 씨(여성 30세)

▣ 첫머리에

나는 소위 CFS의 전형적인 증상(목의 아픔, 미열, 근육통 등)은 아니었지만, 안색은 누렇고 거무튀튀하며, 기운·의욕은 없고, 언제나 피로해 있었으며, 호칭한다고 하면 '피로증'의 병적 상태였다.

신체의 병적 상태임에도 불구하고 전형적인 CFS의 증상이 아니기 때문에 의사로부터 치료의 대상이 되지 않는 분들에게 참고가 되었으면 하고 이 글을 쓴다.

■ 주된 증상력

나는 1967년 태생이다. 특히 병약하지는 않았지만, 지금 생각하면 어린 시절부터 힘이 넘치는 발랄한 편은 아니었고, 달리면 맨먼저 숨이 막혀 버리는 상태였다. 초등학생 무렵부터 변비기가 있었고, 3, 4년경에는 어깨가 결리곤 했다. 시력의 저하도 이 무렵부터 시작됐다. 때때로 자가중독을 일으켰다. 중학·고교에서는 수업 중 잘 자고 있었다.

고교시절에는 종종 식욕부진 때문에 한방의 위약을 복용하고 있었다. 그러나 감기는 별로 걸리지 않고, 걸려도 목·코로 그치고 자리에 눕진 않았으므로 중·고교는 거의 쉬지 않고 통학했다. 그 때문인지 양친은 나를 큰 병은 앓지 않는 그저 그런 상태의 몸이라고 조금은 안심하고 있었던 모양이다.

대학생이 되니 주위에 나와 같은 '게으름뱅이'가 많이 있었으므로 나는 '보통'이라고 생각하고 있었다. 그러나 2학년의 가을 가정 내에 소동이 있어 그것에 놀림을 당하고 있는 사이에 3학년의 신학기를 맞이한 무렵에는 보통을 벗어난 '게으름뱅이'가 되어 있었다.

아무리 애써도 아침에 일어날 수 없고, 무리해서 일어나 가도 수업 중에는 죽 자고 있었다. 오후부터의 실습 등에는 출석하는 것이 고작이었다. 그와 같은 한심한 나날이었으므로 졸업도 위험한 상태였다. 그러나 그 무렵은 아직 '학생이니까…'하고 후하게 생각하고, 사회인이 되어 규칙적으로 생활하면 나을 것이라고 생각하고 있었다.

그러나 1991년에 취직하여 반 년을 지나도 좋아지기는커녕 서서히 악화되어 갔다. 애써 일어나 출근하지만, 몸이 나른하고 전신(머리부터 발끝까지)이 고동치고 거의 온종일 졸고 있는 것이다. '내일을 위해서' 돌아가 밥을 먹으면 그대로 자 버린다. 한 달에 한두 번 아무래도 일어나지 못하고 회사를 쉬었다. 주말도 '다음 주를 위해서' 몸을 쉬려고 하지만, 피로는 가셔지지 않고 쌓여져 갔다.

'금년은 어떻게든지 해서 보통으로 일할 수 있도록 되고 싶다'고 여러 가지의 요법을 나날이 시도해 보았지만 뚜렷한 효과도 없고, 증상은 해마다 심해져 회사를 쉬는 빈도도 늘어 갔다. 1996, 1997년에는 더욱 나빠져 전신이 무겁고, 일어나려고 하면 동계가 쳐서 저녁때까지 일어나지 못하고 움직이지 못하는 나날이 계속되어 회사에는 거의 나갈 수 없었다. 나가도 제대로 일을 할 수 없고, 신체적으로도 정신적으로도 괴로운 나날이었다.

권태감에 더하여 특히 냉증이 해마다 심해져 여름에는 냉방에 울고 겨울에는 내내 한기에 시달렸다. 또한 여름에는 37도 정도의 미열이 나고 땀을 흘리지 못한 탓으로 그 미열은 좀처럼 내리지 않았다. 언제나 변비였고, 특히 피로할 때는 배변시에 출혈하고 있었다.

▣ 병은 하루에 이루어지지 않는다 – 잘못된 생활사

나의 어머니는 단것을 좋아했다. 불단에는 떡이나 만쥬, 과실이 항상 바쳐지고 있었다. 양과자, 빵도 좋아하여 자주 함께 먹었다. 양친이 어릴 때(전후)는 음식물이 부족했기 때문인지 '배불리 먹는 것이 옳은 일이고 복된 일이다'고 하는 생각이었다. '단것을 먹는다', '맛있는 것을 먹는다'는 것으로 스트레스를 해소하는 습관도 있었다. 또한 밤에 자기 전에 단것이나 과실을 먹는 일도 종종 있었다.

나도 역시 단것이 좋아서 그 쾌락으로 스트레스를 푸는 습관이 몸에 붙어 있었다. 해마다 단것의 섭취량은 증가해 갔지만, 학생이었을 때까지는 '홧김에 먹는' 상태는 아니었던 것 같다.

취직하고부터는 '충분히 먹지 않으면 안 된다'고 애써 배불리 먹고 있었다. 또한 '기분을 밝게 하기 위해'라고 칭하여 단것은 빠트리지 않고 먹고 있었으며, 고될 때에는 그 양도 늘려간 것 같이 생각된다. 증상이 악화되고부터는 밥을 먹는 것이 매우 고통스러웠지만, '먹지 않으니까 나빠지는 것이 아닌가' 하는 말을 듣기가 싫어서 무리하게 먹었다. 물론 식후의 디저트나 간식은 빠트리지 않았다.

먹는 것이 괴롭다고 하는 것과는 달리 배가 조금 고프면 식도가 타는 듯한 가슴앓이가 일어나고, 무엇인가 먹으면 그것이 나으므로 끊임없이 간식을 계속하고 있었다.

이와 같이 지금 생각하면 무서운 식생활이었고, 몰랐다고는 하나 그다지 건강하지 않는 몸을 계속하여 괴롭히고 있었던 나날이었다. 몸에 대해서는 정말로 몸을 너무 혹사했다고 반성하고 있다.

◨ 니시식(西式)의 코오다요법을 알고

니시(西式) 코오다요법을 알고 내가 과식하고 있었다는 것, 특히 단것을 많이 먹고 있었다(중독이다)는 것을 알았다. 그 때까지 무리해서라도 육물이나 어류를 먹지 않으면 안 된다고 말을 듣고 있었고 또한 내 자신도 그렇게 생각하고 있었던 것인데, 이제 그것으로부터 해방되어 안도했다. 그러나 단것이나 빵을 줄이고 끊는 것은 지극히 곤란했다. 고될 때나 마음이 흔들리고 기분이 불안정할 때에는 아무래도 손이 나가게 됐다.

녹즙을 만들어 먹고, 현미 소식(풍)으로 하여 조금 증상이 좋아졌다고는 생각했지만, 혼자살이고 또한 '갈 수 있는 데까지 회사에 간다'고 하는 부담을 안으면서의 실행은 어렵고, 증상은 일진일퇴, 참으로 부끄러운 상태였다.

▣ 건강합숙에 참가하여

코오다 선생을 위시한 여러분들의 친절에 의하여 1998년 5월부터 시행된 CFS 합숙에 참가할 수 있었다. 코오다 선생으로부터는 '애초부터 감당(甘黨 : 단것을 무척 즐기는 사람)'이라고 역시 간파되었다.

65일간의 입원기간 중 3일간의 장국단식을 3회 행하였다. 이렇다 할 심한 반응증상도 없고, 날이 감에 따라 병상은 호전되어 갔다. 숙변은 조금씩 나와 있었던 모양인데, '이것이다!'라고 실감(자각)할 만한 것은 없었다. 얼굴의 누렇고 검은 빛은 사라지고, 등줄기의 나른함도 가셔졌다. 동계로 일어날 수 없는 일도 없어졌다. 이전에는 '피로의 징후'인 눈꼽이 꽉 나와 있었는데, 이것도 없어졌다.

처음에는 자각이 없었지만, 치료되어 감에 따라 왼쪽 발목이 욱신욱신 아프고, 다년간에 걸쳐서 단것을 먹어 온 해독을 실감했다.

코오다 의원에서의 건강합숙이라고 하는 복된 환경에서 코오다 선생을 위시한 여러분들이 손잡고 지도해 주어서 몸은 좋아졌지만, 아직 내 자신은 이 요법이 몸에 배어 있는 것은 아니다. 앞으로 자기자신의 마음과 몸을 주의깊게 관찰하면서 이 요법이 몸에 배도록 노력해 가려고 생각하고 있다.

I·M 씨에 대한 코멘트

I·M 씨의 경우는 CFS 외에 위하수증의 증상도 강하게 나타나 있었고, 식사량을 조금 많이 취하면 위부가 거북하여 팽만감에 시달린다고 한 상태로, 다른 합숙참가자들보다는 조금 지도가 어려웠던 일도 있었다. 그러나 이러한 증상도 약 2주 후에는 점점 사라지고, 그 후에는 극히 순조롭게 경과하여 CFS의 증상도 다른 환자들보다는 빨리 호전되어 온 듯하다.

그 때문에 비교적 안심하고 진료할 수가 있었는데, 그것은 I·M 씨의 이 건강법에 대한 이해의 빠름과 깊이가 뛰어난 것과도 관련되어 있다고 생각한다. 지식보다도 슬기로운 지혜를 중시한 언행은 그 총명함을 말하는 것인데, I·M 씨에게는 그것이 현저하게 나타나 있었다. 이 사람이면 이 건강법을 훌륭하게 해낼 것임에 틀림없다고 느꼈던 것인데, 그 장래가 어떻게 변해 가는가가 기대된다.

O·M 씨(여성 31세)

▣ 생장과 식생활

나는 1967년 2월에 사이타마현에서 태어났다. 태어났을 때의 체중은 2,750g의 조금 작은 편이었지만, 보통의 아기들처럼 건강하게 모유로 무럭무럭 잘 자랐다.

유치원에 가기 시작한 무렵부터 단과자를 자주 사 주면 그것을 맛있게 먹었다. 단과자나 초콜렛을 많이 먹게 되고부터 달리면 곧 넘어져서는 무릎이 벗겨져서 잘 울곤 했었다. 이미 이 무렵부터 단것을 과식한 탓으로 발목이 나빠져 있었던 것일까. 그럼에도 불구하고 1972년에 초등학교에 입학하고부터는 점점 더 단것을 좋아하게 되고, 여전히 어머니를 졸라서 초콜렛을 사먹고 있었다.

이렇게 하여 단과자를 먹는 양이 차차로 많아지게 된 탓인지 감기에 잘 걸리게 되었다. 이 해의 11월경부터 목의 임파선이 붓고 아파서 잘 울었다. 그러나 초등학교 5학년을 경계로 자연히 초콜렛이나 단과자를 먹지 않게 되었다. 그 결과 목의 임파선염도 나타나지 않게 되었다. 동시에 감기에도 그다지 걸리지 않게 되었다.

우리집의 식사는 육류와 레토르트식품이 중심이고 야채는 거의 나오지 않았다. 나는 어머니가 만드는 식사를 마지 못해 먹고 있었다. 원래 나는 여윈 대식이었는데, 어머니가 여윈 나를 걱정했기 때문인지 육류 등을 무리하게 먹게 하였다.

고교생이 되니 손수 식사를 만들게 되어, 영양상의 밸런스가 취해질 수 있었기 때문인지 갑자기 건강하게 되어 전혀 감기에 걸리지 않게 되고, 고교를 졸업할 때까지는 극히 건강한 상태였다.

이렇게 하여 고교를 졸업하고 1986년 19살에 회사에 취직하게 되었다. 22살 무렵부터는 하는 일이 매우 바빠졌다. 잔업이 많아지고, 빨라야 9시, 늦을 때는 11시, 12시의 귀가는 당연시되었다. 또한 휴일 출근도 많고, 쉬고 싶어도 쉴 수 없었다. 그 때문에 식사시간도 아주 불규칙하게 되고, 외식으로 끝내는 일이 많아 아무래도 식사가 편식이 되었다.

▣ 입원까지의 경과

이와 같은 영향으로 1989년 11월경부터 몹시 피로하기 쉽게 되고 체력이 쇠해져서 심신에 다함께 스트레스가 쌓여왔다. 그것을 해소하려고 대식이 되어 갔다. 그 때문에 눈이 흐리고, 손이 붓고, 몸이 나른하는 등의 증상이 나타나며, 37도의 미열도 나게 되고, 종종 감기에 걸리게 되었다. 이렇게 하여 육체적인 피로가 그 극에 달해 있었으므로, 몸을 생각한 결과 회사를 그만두기로 했다. 회사를 사임하고 곧 아르바이트로 바꿨지만 또다시 감기에 걸리게 되었다.

1990년 2월, 그 때의 감기가 원인이 되어 급성장염으로 2월 중순에 입원하게 되었다. 다행히 경과는 양호하여 4월 말에 퇴원할 수가 있었다. 건강상태도 좋아져서 바로 그 해의 7월에 아버지가 부상으로 입원하여 내가 아버지를 간병하게 되었다.

내가 퇴원하고 얼마되지 않았는데 간병의 무리가 화를 불렀는지 1

개월 반의 간병이 끝날 무렵부터 다시 건강상태가 이상하게 되었다. 이 해의 9월경부터 37.2도에서 37.5도 정도의 미열이 나기 시작했다. 열은 계속 내리지 않고, 그 위에 두통이 겹쳐서 등 전체에 큰 돌이 얹어진 것 같은 무죽하고 나른한 위에 전신에 격통이 달리고 움직일 수 없게 되었다. 이렇게 하여 간병이 끝남과 동시에 만성피로증후군이 본격적으로 된 것이다. 그리고 날마다 건강이 고갯길을 굴러내려가는 것처럼 악화되어 갔다.

이것은 보통은 아닌 병에 걸려 있음에 틀림없다고 생각하여 여러 현대의학의 병원으로 가서 검사를 받았다. 혈액검사, 요검사, 에코우(전자파를 이용한 공명기구로 의학용어임) 검사 등 여러 가지의 검사를 받았지만 원인을 알 수 없고, 자율신경실조증이라든가 심신증 등으로 진단되었을 뿐이다. 진단 후에 처방받은 약은 정신안정제가 주이고, 그 밖에 몸이 아프다고 하면 진통제, 아파서 밤에도 잘 수 없다고 하면 수면제를 처방받았다.

그러나 복용하고 있는 사이에 약이 듣지 않게 되고, 전신의 통증이 점점 더 심해져 밤중에는 고통으로 버둥거리고, 새벽녘에 조금 꾸벅꾸벅 존다고 하는 지옥과 같은 나날이 계속되었다. 제일 심할 때는 일어나지 못하고 누워만 있게 되고, 호흡하는 것도 고통스럽게 되고, 전신의 격통으로 실신한다든지 견디지 못할 정도의 아픔으로 미친 것처럼 울기도 했었다.

조금 좋아지고나면 다시 악화되는 일진일퇴의 상태였지만, 가족들은 나의 병을 이해해 주지 않고 꾀병취급을 하고 골치덩어리로 취급하여 아주 괴로웠었다. 너무나 증상이 심하여 정신도 이상해지고 자살을 도모하기도 했다. 이대로는 일어나지 못하고 누워만 있는 식물인간이 되어 일생을 헛되게 된다. 어떻게라도 하지 않으면 안 된다고 생각했다.

1992년 9월경 건강상태가 조금 좋은 날이 있었으므로 누더기가 된 것 같은 몸을 이끌고 부근의 백화점에 갔던 바, 서적부에 코오다 선생의 책이 눈에 띄었다. 이 책에는 만성피로증후군에 대한 것이 쓰여져 있었다.

읽어 보니 내 병의 증상과 꼭같은 것이 쓰여져 있고, 그 병이 나은 사람들의 체험담이 실려 있지 않는가. 나는 이 선생밖에 내 병을 고쳐 줄 사람은 없다고 직관했다.

그리고 곧 1993년 6월 15일에 진찰을 신청하였던 바, 2개월 후인 8월 23일에 초진을 받게 되었다.

코오다 선생에게 진찰을 받았던 바, 만성피로증후군, 즉 '둔중신장 (p.145 참조)'이라고 진단되었다. 현대의학의 선생에게는 증상을 말하지 않으면 알지 못하는데, 코오다 선생은 내가 병상을 말하기 전에 증상을 전부 알아맞췄으므로 깜짝 놀랐다. 결국은 신장이 나쁩니다고 말했다. 그리고 숙변과 발목의 고장이 원인으로 매우 피로하기 쉽게 되어 있으며, 약하디 약한 신체라고 코오다 선생은 말했다.

선생에게 '낫습니까'라고 물은 즉, '낫습니다'라는 확실한 말을 들었다. 그리고 이러한 몸으로 잘도 지금까지 잘 견디어 왔네라고 한 말과 병이 낫는다고 말한 것이 기뻐서 눈물이 나왔다. 그 때 선생이 입원하겠느냐고 묻기에 즉시 입원신청을 하고 돌아왔다. 그 후 8개월 기다려서 겨우 기대하고 있었던 입원의 소원이 이루어졌다.

■ 입원에서 얻은 현저한 효과

1994년 4월 15일에 전신의 격통과 골절된 발을 끌면서 흔들거리는 몸으로 굴러들어가듯이 코오다 의원에 입원했다. 그랬더니 신기하게도 여름을 제외하고는 1년 중 내내 감기에 걸린 채로 요 4년간 37도에서 전혀 내려가지 않았던 미열이 입원하여 2일째부터 내려가, 들어가지 못했던 목욕탕에도 4일째부터는 매일 들어갈 수 있게 되지 않았겠는가.

입원 중의 식사는 현미의 5부죽을 10일간, 3부죽을 7일간 행한다고 하는 패턴의 되풀이었다. 만성피로증후군은 발의 고장이 원인이므로 특히 모관운동을 열심히 하도록 지시를 받았다.

그런데 입원 전의 1994년 1월에 오른발을 다친 데가 부어올라 발을 끌고 있는 상태가 계속되고 있었다. 이것이 조금도 좋아지지 않았으므로, 코오다 의원에 입원 중이었지만, 부근의 현대의학의 외과병원에서 진찰을 받았다. X-ray 검사를 해 보았던 바 골절되어 있는 것을 알았다.

시일이 지났으므로 뼈는 완전히는 붙지 않는다고 진단되었지만, 코오다 선생에게 보고한 즉, 모관운동으로 골절도 나으니까 5분 행하고 5분 쉬는 운동을 1일에 20회 되풀이하라고 말했다. 선생의 말대로 열심히 모관운동을 한 결과 발의 아픔도 점점 좋아지고 반 년 동안 골절되어 있었던 오른발의 뼈가 붙었다. 그 후의 X-ray 검사에서 단단하게 붙은 오른발의 뼈를 보고 현대의학의 외과의 선생은 깜작 놀라고 있었다.

입원하여 2개월 정도 지나고부터 대망의 숙변이 나오게 되어 그때까지 멍하던 머리가 조금 맑아져 왔다. 그러나 3부죽이 되니 '호전반응'이 나타나 병상이 일시적으로 악화됐다. 5부죽으로 되돌아오니 그 호전반응이 사라져 증상이 좋아지고, 3부죽이 되니 다시 '호전반응'이 나타난다. 그리고 그 후 숙변이 나오고 증상이 개선된다고 하는 것을 몇 번인가 되풀되었다.

입원 3개월이 조금 지났을 무렵, 3부죽을 먹으니 배가 아프기 시작했다. 그것도 복통이 나날이 심해져 갔다. 이와 같은 상태가 11일간 계속되었다. 코오다 선생은 그것은 하행결장의 유착이 풀리기 위한 아픔이라고 말했다.

그 후 5부죽이 되고, 8일째에 검은 진흙같은 숙변이 한 사발 정도 나왔다. 선생이 내 배를 진찰하고는 '축복할 일이야'하고 미소지우면서 말했다. 이 무렵부터 상태가 더욱 좋아졌다.

입원 4개월째가 되어 조금 감기기가 있어 겨자찜질과 족탕(「약을 사용하지 않고도 병을 고친다 니시건강요법에 관한 모든 것」(도서출판 형설) 참조)을 했다. 그랬더니 지금까지라면 2개월이나 3개월이 되어도 낫지 않았는데 단지 6일간만에 감기가 나아버린 것이 아닌가. 이에 정말로 놀랐다.

입원하여 반 년이 지날 무렵이 되어서 처음으로 등줄기가 아프지 않는 날이 나타나게 되었다. 다음 날에는 다시 아픔이 있긴 했으나 시간이 지남에 따라 등줄기의 아픔이 약해져 갔다.

　연말을 경계로 하여 전신의 통증이 누그러지기 시작하고, 제일 고되었던 등줄기의 아픔과 권태감도 가셔지고, 다른 관절부분의 아픔도 나날이 누그러져 왔다. 모두가 좋아지기 위한 호전반응이었다는 것을 이 무렵이 되어서 겨우 알게 된 셈이다.

　입원하여 10개월째인 2월에는 복부의 아픔이 가셔지고, 입원 중 쭉 나오지 않고 있었던 생리도 다시 돌아왔다. 체중은 입원당초는 44.5kg였는데, 입원 4개월 후에 38.4kg으로까지 떨어지고, 그 후 다시 조금씩 늘기 시작하여 이번 2월에는 43kg까지 체중이 돌아와 있었다.

　4월이 되니 더욱더 몸의 상태가 좋아지고 기분 좋게 외출도 할 수 있게 되었다. 그 결과 4월 26일부터 입원 후 처음으로 장국단식을 3일간 행할 수 있었다. 장국단식을 행하니 몸이 한층 더 가벼워지고, 등줄기의 아픔도 별로 느끼지 않게 되고, 목이나 머리의 아픔도 손의 저림도 없어졌다. 언제나 멍청하게 하고 있었던 머리가 맑아져 왔다.

　입원당초는 만성피로증후군의 증상이 모두 나타나서 머리가 들지 않고, 정신적인 초조함도 겹쳐서 어두운 기분이었는데, 상태가 좋아짐에 따라서 정신적으로도 전향적이 되고 농담도 할 수 있는 밝은 성격이 되었다. 최근에는 입원환자들 쪽이나 입원당초의 나를 알고 있는 사람들을 만나면 얼굴의 표정도 밝고 생생하다는 말을 듣게끔 되어 있었다.

발병하여 4년간 미열과 일어날 수 없을 정도의 심한 권태감과 전신의 통증으로 줄곧 괴로워하고 있었던 것이 거짓말 같았다. 목의 아픔도 가셔지고, 몸이 정말로 수월하게 되었다. 이렇게 하여 1995년 7월 말에 즐거운 마음으로 퇴원할 수가 있었다.

▣ 퇴원 후의 경과

즐거운 마음으로 코오다 의원을 퇴원했다. 가족들도 나의 생생한 얼굴을 보고 모두 안심하였다.

그 결과 이제 병도 나았으니까 집안일을 거드는 것 등은 무엇이든지 할 수 있을 것이라고 생각했음인지, 가사는 물론 아버지의 일도 점점 많이 거들어 드리게끔 되었다.

그 때문에 코오다 의원에 입원 중 열심히 실행하고 있었던 건강법을 할 수 없게 되어 엉터리생활로 되돌아오게 되었다. 식사요법도 엄격한 소식생활로부터 해방된 마음의 이완에서 마침내 과식을 한다든지 단주스를 마신다든지 하여 흐트러졌었다.

이렇게 되니 병이 재발하는 것은 당연하였다. 모처럼 낫고 있었던 CFS의 증상이 퇴원 후 4, 5개월 지난 무렵부터 다시 나타나게 된 것이다.

그래도 당분간은 양생법을 열심히 실행하면 곧 좋아질 것이라고 느긋하게 생각하고 있었다. 그러나 실제는 나의 예상이 완전히 빗나가고, 만성피로증후군 특유의 여러 가지 증상이 나타나고 완고히 계속하게 되어버렸다. 이 때 비로소 만성피로증후군이라고 하는 병은 역시 '난치병'이구나 하고 통감했다.

그리하여 한 번 더 초심으로 돌아가 코오다 의원에서 지도하는 양생법을 열심히 실행하려고 결심하여 코오다 선생에게 전화로 입원을 부탁했다. 선생은 흔쾌히 나의 부탁을 받아 주어서 2회째의 입원이 실현되게 되었다.

◼ 두 번째의 입원

두 번째의 입원은 1996년 5월 20일부터이었다. 입원당초는 전신권태감이나 목, 등줄기의 아픔, 미열, 하지의 경도의 부종 등의 증상이 매일 계속되고 있었으나, 지시된 양생법을 열심히 실행한 결과 첫 번째의 입원 중보다는 빨리 건강을 회복할 수가 있었다.

이것은 첫 번째의 입원당시보다 나의 체질이 좋아져 있기 때문이라고 코오다 선생으로부터 이야기를 듣고, 역시 여기에 입원할 수 있어서 다행이었다고 진심으로 고마워하고 있다.

두 번째의 입원에서는 서둘지 않고 마이페이스로 양생을 실행하고, 퇴원한 것은 1997년 7월 말이다. 이 사이에 장국단식은 4회, 3일, 3일, 5일 및 6일간 행하고 있었는데, 단식의 횟수를 거듭할수록 건강하게 되어갔다. 역시 만성피로증후군을 고치는 데는 단식요법이 최고가 아닌가 생각된다.

한편 생야채식에도 강한 흥미를 갖고 있었으므로 코오다 선생에게 부탁을 하여 1997년 5월 21일부터 생채식을 시작했다. 입원 중 쭉 이 생채식을 실행하였던 바, 경과는 양호하고 상태도 또한 한층 더 좋아지게 되었으므로 퇴원 후에도 계속하여 자택에서 순생야채식을 계속 키로 했다.

■ 두 번째 퇴원 이후의 경과

퇴원 후 자택에서 생채식이 실행될 수 있을까? 그것이 걱정이라 도저히 자신이 없었으므로, 친정에는 돌아가지 않고 코오다 의원의 근방에 있는 아파트를 빌려서 거기서 양생하면서 코오다 의원에 종종 통원하면서 선생으로부터 직접 지도받기로 했다.

이것이 대단히 순조롭게 되어 지금까지라면 도저히 자신이 없었던 혼자 사는 생활에도 익숙해져 아주 좋은 체험을 할 수가 있었다.

이러한 생채식을 중심으로 한 니시(西式) 코오다요법의 효과는 현저하여 그 해의 겨울이 되어도 감기에 걸리지 않았다고 하는 기적이 실현된 것이다. 이것은 내가 태어나고부터 처음 있는 일로, 겨울 내내 감기에 걸려 있었던 당시와 비교하면 천양지차이다.

그런데 이 생채식(「내몸에 활력을 넣어 주는 생야채식요법/올바른 생야채식요법의 모든 것, 냉증치료」(도서출판 형설) 및 「생생하고 활기찬 삶을 위한 생채식 정확히 알고 실행하기」(도서출판 형설) 참조)인데, 처음에는 규정대로 정확한 생채식이 계속되고 있었지만, 익숙해짐에 따라 차차로 느슨하게 되어 내용에 흐트러짐이 생겨 왔다. 때때로 삶은 나물 등을 집어먹게 되었기 때문일까, 그 때까지 좋았던 건강상태가 조금 떨어지게 되었다.

이대로는 다시 첫 번째의 퇴원 후에 실패한 '전철'을 밟게 된다고 직관한 나는 코오다 의원에서 행하는 만성피로증후군의 건강합숙에 한 번 더 참가하여 초심으로 돌아가 이 건강법을 충실히 실행하기로 결심한 것이다.

▣ 세 번째의 입원(건강합숙)

이렇게 하여 나는 만성피로증후군의 건강합숙에 참가할 수가 있었는데, 이번에는 입원환자들의 대부분이 같은 병으로 고생해 온 사람들이었기 때문에 그 분위기는 지금까지의 입원생활과는 전혀 달라져 있었다.

지금까지 나는 같은 병이라도 가장 중증의 부류에 들 것이라고 생각하고 있었는데, 나보다도 더 중증으로 오랫동안 고생해 온 환자들도 적지 않다는 것을 알고 놀랐다. 그러나 이와 같은 중증의 환자들도 다 한결같이 이 니시(西式) 코오다요법에 의하여 좋아져 가는 모습을 눈 앞에 보고 새삼스럽게 이 요법의 훌륭함에 깊은 감명을 받았다.

이렇게 하여 나를 포함한 14명 전원이 겨우 2개월 동안의 요양생활로 눈을 부릅뜰 정도로 건강하게 되어서 퇴원해 갔는데, 이 사실을 우리들이 어떻게 생각하는가가 문제이다.

항간에는 우리들과 같은 만성피로증후군에 걸려 어떻게 하면 나을 것인가 그 방도도 모르고 다년간 고생해 온 사람들이 몇 십만, 아니 몇 백만이나 있을 것임에 틀림없을 것이다. 나는 이 사람들에게 '니시(西式) 코오다요법으로 반드시 나아요'라고 전하여 그 병고로부터 구제해 드려야 할 사명이 있다고 생각하고 있다.

O·M 씨에 대한 코멘트

O·M 씨는 합숙참가자 중에서 가장 중증의 사람들 중의 한 사람으로, 과거에 있어서 정말로 지옥 속에 있는 것 같은 고통을 체험해 오고 있었지만, 몇 년 전부터 이 건강법을 실행할 인연을 만나 구제되어 건강상태가 완전히 바뀌어 버렸다. 그것은 2회에 걸쳐서 코오다 의원에 입원, 장기간 이 건강법을 열심히 실행한 결과이다.

이 입원 중에 수많이 있었던 CFS 특유의 여러 증상이 하나씩 사라져 감에 따라 그 때까지 생기가 전혀 없었던 안색도 좋아지고, 주위의 사람들로부터 '건강하게 되었네'라는 말을 듣게끔 되었다.

그 결과 지금까지 절망적이었던 자기의 장래에 희망의 서광이 비쳐졌다. 이 기쁨과 행복을 자기 혼자만의 것으로 해서는 안 된다. 현재 이 사회에는 몇 10만이라고 하는 같은 병의 환자들이 CFS의 고통스러운 증상 속에서 괴로워하고 있을 것임에 틀림없다. 이 사람들에게 자기가 지나온 체험을 전하여 조금이라도 그 고통으로부터 구해드리고 싶다고 하는 귀중한 보살행에 자기의 인생을 걸겠다고까지 생각하게 되었다.

그를 위해서는 이 건강법을 좀 더 깊게 공부하고 또한 체험도 쌓아 올릴 필요가 있다고 생각하여 이번의 건강합숙에 참가하게 되었다.

이번은 세 번째의 입원으로 합숙의 일과는 누구보다도 잘 이해하고 바르게 실행하고 있었다. 그 결과 CFS의 증상은 이미 사라져 있고, 이미 나은 것이라고 생각하고 있었던 것도 다시 반응으로서 표면에 나타난다는 것을 알았다. 역시 다년간 앓아온 병의 뿌리는 그렇게 간단히는 끊을 수 없는 것이다.

따라서 일단 CFS의 병이 나은 것처럼 보여도 아직 방심해서는 안 된다고 하는 것을 이번의 합숙에서 잘 이해할 수 있었다고 그는 술회하고 있었다. 이것은 같은 병으로 고생하고 있는 다른 환자들에게도 대단히 좋은 참고가 될 것이다.

CFS라고 하는 난치병을 완전히 극복하여 참 건강체로 되기 위해서는 결코 방심하는 일 없이 이 건강법을 충실히 실행하여 그것이 습관이 될 때까지 계속하는 것이 필요하다는 것을 알아야 한다.

O·M 씨는 그것을 잘 터득, 합숙을 끝내고 집에 돌아가면 생채식요법(불을 가한 것은 일체 먹지 않고, 생야채와 생현미가루만을 먹는다고 하는 특수한 식사요법으로, 코오다 의원에서 고안된 독특한 요법)을 장기간에 걸쳐서 실행하여 참 건강체가 되겠다는 결의를 굳히고 퇴원했다.

이 생채식요법으로 어떻게 O·M 씨의 몸 상태가 변하는가가 기대된다.

그를 위해서도 나는 코오다 의원을 퇴원하고부터도 이 요법을 충실하게 실행하여 여러분들의 모범생이 될 것을 서약하며 나의 체험기를 끝맺는 바이다.

K·T 군(남성 14세)

입원 전에는 아침 일찍 일어날 수가 없어 학교를 자주 쉬고 있었다. 전신권태감이나 두통, 현기증이 있었기 때문이다.

집에서의 식사는 아침에 녹즙, 점심은 현미의 주먹밥과 기름에 튀긴 두부나 코오야(高野)두부(일본 두부의 한 가지로 냉동두부를 말하며, 원래 코오일산〈高野山〉에서 만든 데서 유래됨) 등, 저녁은 현미밥, 두부, 삶은 나물이었고 거기에 간식도 있었다. 마그밀은 먹고 있지 않았고 건강체조, 풍욕도 하고 있지 않았다.

입원 중에는 아침 8시까지에는 일어날 수가 있게 되었으며, 전신권태감이나 두통도 조금 수월하게 되었다. 식사는 5부죽이나 3부죽이었지만, 집에서 단식을 자주 하고 있었으므로 그다지 배는 고프지 않았다. 단식도 장국단식으로 하루뿐이었으므로 수월했다.

체조는 처음에는 나체요법 이외는 잘 실행하고 있었지만, 입원생활이 끝날 무렵에는 게으름을 피워 그다지 하고 있지 않았다.

마그밀은 대체로 매일 마셨고, 집에 돌아가서도 마시기는 어렵지만 계속하려고 생각하고 있다. 역시 지키지 못할 날도 있겠으나 될 수 있는 대로 식사도 집에서 바르게 지키려고 생각하고 있다. 아직 현기증은 조금 남아 있으나 집에서도 이 요법을 계속하며 열심히 해 가려고 생각하고 있다.

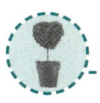

K · T 군에 대한 코멘트

K · T 군은 태생이 허약한 체질로, 어릴 때부터 이미 CFS의 증상이 나타나 있었다고 하는 만큼, 과연 매우 약해 보이는 소년이었다.

체격도 표준보다 작기 때문에 처음은 초등학생이 아닌가 하고 생각될 정도로, 안색도 창백하고 음성도 작아서 이쪽에서 몇 번이고 되묻지 않으면 안 될 정도였다. 이러한 허약체질에 CFS가 합병해 있으므로 이 건강합숙에서 과연 여러분과 함께 건강법을 지킬 수 있을까 걱정한 것이다. 그러나 같은 방의 T·Y 반장을 비롯하여 참가자 여러분들의 격려를 받고 무사히 종료일까지 버티어낸 것은 무엇보다도 좋았다.

건강상태도 서서히이긴 하지만 호전되고 단식도 거뜬히 수행한 일도 있어서 정신적으로도 밝게 되어 있었다.

문제는 합숙이 끝나고 집에 돌아가서 어떻게 이 건강법을 속행해 가는가 하는 것이다. 어떻게든지 잘 버티어서 좀 더 건강한 모습이 되어서 다시 코오다 의원에 와 주었으면 하고 염원한다.

 K·Y 군(남성 14세)

■ 병이 될 때까지의 생활

어린 시절에 나는 매우 건강한 아이였다. 병원에 간 일이 없고, 학교의 보건실에조차도 한 번도 간 일이 없었다. 감기 이외에 병이라고 할만한 것에 걸린 일이 없고, 그 감기조차도 1년에 한 번 정도밖에 걸리지 않고, 걸렸다 해도 반나절 정도로 완쾌되어 곧 밖으로 놀러갈 수가 있을 정도였다.

■ 발병의 원인이 된 생활습관

나는 매일 다른 아이들과 부근을 뛰며 돌아다닌다든지 하면서 온종일 밖에서 놀고 있었다. 초등학생 때는 동급의 아이들과 교정에서 터치볼을 한다든지 하였으므로 밖에서 놀고 있는 시간도 많았다.

그런데 중학교에 입학하고부터는 갑자기 밖에서 노는 시간이 없어지게 되었다. 방과 후에는 밤 7시경까지 있어야 하는 클럽에 나가지 않으면 안 되었다. 집에 돌아와 저녁을 먹고나면 곧 학원에 가고, 학원이 끝나고 집에 돌아오면 10시 반경이 되고, 그 때부터 숙제를 하고는 곧 자버리는 형편이었다. 휴일은 피로로 온종일 녹초가 되어 있었으므로 친구 집에 놀러 가도 게임 정도 밖에 할 수 없고, 집에 있어도 이상한 자세로 독서를 한다든지 TV를 본다든지 하는 정도였다.

클럽은 탁구부였으므로 발목을 잘 다쳤다. 또한 식생활도 초등학생 때는 좋았지만, 중학교에 입학하고부터는 갑자기 나빠졌다. 왜냐하면 중학생이 되고부터는 천천히 식사를 할 여유가 생겨서 클럽이 끝나거나 학원에서 돌아와서 비어 있는 시간에 간식 등을 배불리 먹는다든지 하여 지금 되돌아보면 엉망진창의 식생활만을 하고 있었던 것이다.

▣ 이번의 입원에 대하여

중학교 1학년 2학기 무렵부터 갑자기 건강상태가 나빠지게 되어 어딘가 나쁜 데가 있는 것이 아닌가 불안해져서 인근병원에 가서 혈액검사를 받아보았다. 그 결과 빈혈이라는 것을 알게 됐고, 그 때부터 집에서 닭간을 먹는다든지 약을 복용한다든지 하며 여러 가지 치료를 받아 빈혈은 조금씩 좋아졌다.

빈혈은 나아지게 되었지만 몸 전체의 상태는 좋아지지 않았으므로 이상하다고 여겨 코오다 선생의 진찰을 받은 결과 만성피로증후군에도 걸려 있다는 것이었다. 그런데 마침 그 무렵에 만성피로증후군의 건강합숙이 시작되고 있었으므로, 6월 1일에 합숙도중에 입원하기로 하였다.

■ 입원 후의 상태의 변화

먼저 입원하고부터 5부죽의 12일째의 밤 중에 무릎 아래쪽이 갑자기 쿡쿡 쑤시며 아파와 그 자리에 습포를 하여 식히거나 온수에 담근 수건으로 따뜻하게 하여 아픔은 나았다. 왜 다리를 재낀다든지 하고 있지 않았는데 갑자기 아프기 시작한 것이 이상해서 다음 날 아침의 진찰시에 코오다 선생에게 물어본 즉, 병이 나을 때의 반응이니까 기뻐하라고 말하기에 안도의 숨을 쉬었다.

입원하기 전에는 밤에 아무리 일찍 자도 다음 날은 아침에 일찍 일어날 수가 없고 낮 11시경에 겨우 일어났고, 그 후에 일어나도 곧 기동하지 못하고 한 시간 정도 지나지 않으면 아무 일도 할 수가 없었다. 때로는 종일 자고 있다가 저녁식사 때만 일어나 식사를 마치면 또 다시 자버리는 일도 있었다. 또한 학교에 갈 수 있어도 낮에 졸음이 온다든지 하여 대단히 고통스러웠다.

그런데 입원하고부터 2, 3주일 정도 되니, 밤 11시, 12시경에 자도 아침 5, 6시에 일어날 수 있게 되었다. 그 후에 일어나서 곧 체조도 할 수 있게 되고, 낮에 쭉 돌아다녀도 피로하여 조는 일도 없어졌다.

체력도 붙게 되어 입원 전에는 아무리 버터도 걷는 것은 30분 정도, 달리는 것은 5분 이상은 하지 못하고 뻗어버리고 말았지만, 지금은 2, 3시간을 계속 걸어도 끄덕없고 달리는 것도 30분 정도는 계속 달릴 수가 있게 되었다. 이전에는 집중력이 떨어져, 공부를 하고 있어도 곧 다른 일에 마음이 뺏긴다든지 해서 전연 진척되지 않았는데, 입원하여 1개월 반 정도가 되니 온종일 집중하여 버틸 수 있게 되었다. 기억력도 좋아져서 그 날 공부한 것을 곧 기억할 수 있게 되고, 자주 학교를 쉬었으므로 공부가 아주 큰 일이었는데, 스스로 공부를 조금씩 하고 있는 것만으로 학교에서 하고 있는 것보다 더 앞까지 간단히 할 수 있게 되어 꽤 수월하게 되었다.

더위나 추위도 상당히 고통스럽지 않게 되고, 이전에는 여름이 되면 더위로 뻗어서 아무 것도 할 수 없었는데, 지금은 주간의 더운 때에도 운동이나 공부 등도 할 수 있게 되었다. 혈압도 입원 당초는 상이 60대(台)[1], 하가 30대로 매우 낮았지만, 1개월 정도로 상이 70대, 하가 40대 정도가 되고, 2개월 못 되는데 상이 80, 90대가 되고, 하도 50, 60대로 상당히 표준치에 가까워지게 되었다.

맥박도 입원하고부터 1, 2주간 정도에서는 70대였던 것이 1개월 정도 지나니 60대, 50대까지 내리고, 지금까지는 조금 움직인 것만으로 20 정도 간단히 올라가 있었는데 그러한 일도 없어지고, 조금의 운동을 해도 그다지 오르지 않게 되었다.

또한 이전에는 조금이라도 무슨 소리가 나면 곧 잠이 깨버려 좀처럼 잠이 들지 못했는데, 지금은 아침까지 푹 잘 수 있게 되었다.

---

1) 대(台)라는 것은 값이나 연령, 수량 등의 대체적인 범위를 나타냄

◼ 앞으로 어떻게 할 것인가?

나는 병이 든 후 학교에 가는 것이나 수업을 받는 것도 큰일이 되고 부터 겨우 건강하다는 것이 얼마나 즐거운 것인가를 알고 건강하게 되고 싶다고 생각하게 되었다. 그러므로 이 요법을 하여 나날이 눈에 보이게 건강하게 되어 가는 것이 기뻐서, 이 요법을 해서 좋았다고 생각하게 되고, 또한 이 요법을 계속하고 싶다. 그리고 이런 좋은 요법이 있다는 것을 널리 보급하고 싶다고 생각하게 되었다. 그리고 앞으로는 그 생각대로 먼저 자기가 이 요법으로 건강하게 되고, 병이 낫지 않고 고생하고 있는 사람들에게 이 요법의 훌륭함을 가르쳐 드리려고 생각하고 있다.

K · Y 군에 대한 코멘트

K · Y 군은 실은 필자의 손자이다. 독자로서 어릴 때부터 모친에게 응석을 부리며 제멋대로 자란 탓인지 식생활 등도 엉터리로 포식 · 편식이 계속되고 있었다.

특히 간식이 많고, 그것만으로 배가 꽉 차버려 규칙적인 식사와는 거리가 먼 내용이었다. 그 결과 성장해 감에 따라 해를 거듭할수록 건강상태가 악화되어 갔다.

이렇게 하여 마침내 CFS라고 하는 귀찮은 병마에 시달리게 되는데, 이것은 엉터리의 잘못된 생활에서 당연히 일어날 수 있는 일로, 하나님으로부터 엄한 경고를 받게 된 셈이다. 그것이 CFS라고 하는 모양으로 표출된 것이다. 이번의 건강합숙에 참가는 지금까지의 잘못된 생활을 교정하는 절호의 기회였다고 생각한다.

합숙이 시작된 무렵에는 아침의 기상이 다른 사람보다 늦어져 때로는 낮 무렵까지 자고 있을 때도 있었다. 또한 건강체조도 참가자 일동에 정해진 일과를 해내지 못하고 온종일 딩굴딩굴 자고 지낸다고 하는 상태가 당분간 계속되고 있었다.

한때는 이제 건강합숙을 중퇴시키는 편이 낳지 않겠는가 하고 생각한 때도 있었지만, 다른 세 명의 중학생과 한 팀이 되게 하고, '힘을 내, 힘을 내!' 라고 큰소리 치면서 끌고 온 것이다.

그 보람이 있어서 서서히 상태가 호전되고 힘이 나왔다. 얼굴에도 생기가 나타나고 행동이 활발해진 것이 아닌가.

됐다. 이것이면 걱정없다고 보고 그대로 쭉 이 요법을 계속 시켜 왔는데, 처음과는 완전히 바뀌어서 CFS를 극복할 수 있다고 하는 밝은 전망도 나타나게 되었다.

주 : K · Y 군은 건강합숙 종료 후도 코오다 의원에 남아서 입원생활을 계속, 11월 하순에 이르고 있는데, 최근에는 더욱더 건강하게 되고, 냉온욕의 냉탕에도 예사로 들어갈 수 있다고 자랑스럽게 말하게끔 되었다.

추운 날에도 반팔, 반바지의 엷은 착의로 힘차게 달리는 모습은 믿음직스럽게까지 보인다. 이 정도라면 CFS를 완전히 극복할 수 있을 것이라고 필자도 내심 안심하고 있다.

K·K 군(남성 15세)

■ 내가 CFS라고 깨달은 것은 초등학교 5학년의 무렵이었다.

집안에서 아무 생각 없이 축구공을 차 올리는 요령으로 왼발을 힘껏 차 올렸는데, 잘못하여 옷장의 모서리에 왼쪽 발가락이 세게 부딪혀 엄지가 골절되었다. 그 때의 격통은 지금도 생각이 난다.

이것이 최초의 골절로, 발의 고장이 시작되었다. 이런 일이 있은 후부터, 걸을 때는 아무래도 자기도 모르게 왼발 엄지의 골절을 감싸고 걷고 있었다.

얼마 안 있어 그 골절은 나았지만, 이번에는 왼쪽을 감싸고 있었기 때문에 반대쪽의 오른발에 부담이 걸려 있었기 때문인지 오래가지 않아 오른쪽 발목이 염좌되었다.

그럭저럭 오른쪽 발목이 나을 무렵에는 반대쪽의 발목이 염좌된다고 하는 형편으로 발목의 염좌를 양쪽 교대로 되풀이하는 일이 몇 달 계속되었다.

■ 그 해도 얼마 남지 않고 겨울에 들어가 감기에 걸렸다. 그런데 이 감기가 좀처럼 낫지 않고 한 달, 두 달을 지나가고 있었다. 그간의 증상은 두통, 전신의 권태감, 미열, 목의 아픔 등이 계속되어 어떻게도 할 수 없었다.

발목에 이어서 감기로 고생하게 되었다. 병원을 여러 군데 다니며 진찰을 받았지만, 어느 병원에서도 한결같이 많은 검사를 한 끝에는

'그다지 대단한 것은 아니다, 보통의 감기일 것이다'라고 아무렇지도 아닌 것 같은 진단이었다.

당사자인 본인은 이만저만이 아니다. 어떻게든지 고쳐 달라고 방문했는데 어느 병원의 어느 선생도 믿을 수 없고, 지옥을 헤매고 있는 것처럼 자기가 비참하게 생각되어서 어쩔 수 없었다.

■ 이 상태를 보다못한 어머니가 코오다 의원을 알고 있는 아는 사람을 근근히 생각해 내서 전화로 진찰을 받을 수 있는 방법을 물어 보고, 내가 초등학교 6학년이 된 봄에 겨우 수진신청을 하여, 그 해 6월에 드디어 염원하던 코오다 선생으로부터의 수진이 이루어졌다.

진찰실에서 코오다 선생은 이내 나의 손바닥을 보고, 진찰대에 누운 나의 배를 촉진하고 잇따라 나의 증상을 알아 맞히고, '너는 신장이 약해져 있어! 그 원인은 발목에 있어', '발을 쓰는 운동을 해서는 안 된다'고 말했다.

코오다 선생에게서 진찰을 받을 때까지의 요 반 년 간, 여러 병원을 방문하고 여러 선생들에게서 진찰을 받았지만, 어느 선생도 나의 병상이나 내가 지금 얼마나 괴로운 생각을 하고 있는가를 알아 주지 않았다. 아주 절망의 상태였다.

이번에 코오다 선생으로부터 '절대로 낫는다!'고 힘주어 하는 말을 듣고 뛰어 오를 정도로 기뻤다.

이어서 선생으로부터 양생법의 지도서를 받고, 그것에 대한 설명이 있었다. 식사는 오늘부터 현미와 두부뿐이라고 했다. 지금까지의 식사는 대식이나 미식은 아니었다. 특히 단것을 먹고 있었던 것은 아닌데, 갑자기 식사제한을 당한 것 같아서 실행할 수 있을까 하고 불안하게 생각했지만, 선생으로부터 '절대 낫는다!'라는 말을 듣고 기뻐했던 감동이 강하여 '좋다! 버티어 보자!'는 결심이 섰다.

■ 그 때부터 선생의 지도에 따라 식사는 현미 1홉을 2회로 나누고, 두부 반 모를 1회씩 1일 2회, 1주간에 한 번씩 1일 단식을 약 1년간 계속했다. 그랬더니 어떤가. 지금까지 괴로워해 온 나의 증상이 조금씩 개선되고, 차차로 힘이 솟아 나오는 것이 직감되어 기뻤다.

선생과의 약속으로 초진으로부터 거의 1년이 지난 무렵에, 지금까지의 경과보고 겸 재진을 위해서 코오다 의원을 찾았다. 그 때 선생으로부터 '꽤 좋아졌구나'라는 말을 듣고 정말로 기쁘게 생각했다. 그렇게 선생으로부터 권유를 받고 중학교 1학년 여름에 처음으로 입원하게 되었다.

ㄱ. 첫 번째의 입원

증상은 전신의 권태감이 주이고, 특히 두통은 느끼지 않게 되어 있었지만, 아침의 잠귀(잠결에 소리를 들을 수 있는 귀의 감각)가 아직 불량하여 기분 좋게 일어날 수가 없었다. 입원 중에는 현미죽과 단식은 장국단식으로 1일, 3일, 2일로 3회로 나뉘어서 행하여졌다. 퇴원 이후는 아침의 잠깸도 좋아져 확 기분 좋게 일어날 수 있었다. 학교에도 매주 1, 2회를 갈 수 있게 되었다.

ㄴ. 두 번째의 입원

그 해의 겨울에 두 번째의 입원을 하였다. 증상은 발목이나 무릎의 아픔이 아직 있었다. 이번 입원 중에는 장국단식을 5일간 2회 행하였다. 그 결과 퇴원시에는 증상이 완전히 해소되었고, 전신의 권태감도 가셔져 있었다. 그리고 학교에는 주에 3, 4회 갈 수 있게 되었다. 덕택으로 중학 2년의 1년간은 다소 권태감이 있을 때도 있었지만, 조금 무리를 하면 피로해지는 정도이고, 감기에 걸리는 일도 없이 무사히 지낼 수가 있었다.

ㄷ. 세 번째의 입원(이번의 입원)

중학 3년의 여름에 세 번째의 입원을 하였다. 증상은 전신의 권태감이 아직 완전히는 가셔지지 않았다는 것이다. 이번에는 1일의 장국단식과 3일의 미음단식을 2회 행하였다.

퇴원시에는 증상이 완전히 가셔지고, 스태미나도 전신에 충만해있는 느낌이었다. 괴로웠던 때가 거짓말같이 생각된다. 이 니시(西式) 코오다요법을 만나 구제되어서 정말로 감사하게 생각하고 있다. 만일 이 만남이 없었다면 아직도 괴로워하고 있었을 것이라고 생각하니 소름이 끼친다.

지금 건강해진 내가 여기에 있는 것은 코오다 선생의 덕택이다. 감사합니다.

앞으로도 이 요법을 계속하여 빨리 여러분과 함께 건강한 몸으로 학교에 다니고 싶다고 생각한다.

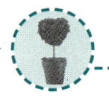 **K·K 군에 대한 코멘트**

K·K 군이 이번의 건강합숙에 참가해 준 것은 대단히 좋은 결과를 가져오는 원동력이 되었다는 것을 나중에 알게 되었다.

K·K 군은 이미 코오다 의원에서의 입원생활을 과거에 체험하고 있어, 이 건강법 실천의 선배라고 해도 좋을 정도로 친숙해 있었다.

그간 1년 또 1년 지나는 사이에 그렇게도 난치의 병이었던 CFS의 병상이 차차로 호전되어 왔기 때문에, 이 건강법을 충실히 실행하면 반드시 낫는다고 하는 자신이 생겨 있었던 것이다.

따라서 이번의 건강합숙 중에도 그 밝은 언동으로부터 이 건강법에 대한 자신의 정도를 잘 알 수가 있었다. 이 K·K 군의 덕택으로 다른 같은 중학생 세 사람은 말로는 표현할 수 없는 큰 격려를 받을 수가 있었던 것이다.

K·K 군도 또한 K·T 군, K·Y 군도 처음의 입원생활이고, 이 건강법에 대해서는 거의 아무 것도 모르고 있는 상태였으므로, 자기들의 병이 이 건강법으로 과연 정말로 나을 것인가 하고 반신반의의 심경으로 참가하고 있었던 것이다. K·K 군이 만일 없었다면 합숙의 경과는 이와 같이 월활하게 가지 않았을 것이라고 생각한다.

또한 K·K 군도 3인의 친구들과 의좋게 합숙생활을 보냄으로써 밝고 즐거운 마음이 되었던 모양이다. 그 결과 지금까지의 입원생활보다 훨씬 좋은 성적을 올릴 수가 있었다.

이번의 합숙에서 정말로 CFS와 작별할 수 있는 단계에까지 건강한 신체가 된 것일까. 얼굴표정까지 완전히 바뀌어 버렸다.

일전에도 퇴원 후의 경과보고를 겸하여 진찰을 받으러 왔는데, 그 건강한 모습에 놀라고 있는 바다.

K·K 군 (남성 14세)

내가 이 병에 걸린 것은 초등학교 6학년의 여름이었다. 그 때 감기가 덮쳐서 자리에 누워 버렸다. 그 후에도 다 낫지 않고 증상이 질질 끌었다. 이 무렵부터 몸의 나른함이나 목, 관절의 아픔이 나타나기 시작했다. 감기일 것이라고 생각하여 얼마간 그대로 내버려 두었는데 좋아지지 않고 결국 그대로 1년이 지나버렸다.

2학년 초에 집 근처의 병원에 보여 보니 'EB 바이러스 감염증'이라고 하는 감기의 일종이라고 했다. 또한 약으로는 낫지 않는다고도 했다. 규칙 바른 생활을 보내는 것이 낫는 방법이라고 말하며 영양제를 처방받고 돌아왔다.

그러나 밤에 잠을 자려고 해도 잠이 오지 않고 몇 번이나 몸을 뒤척였다. 그리고 몸의 나른함은 조금도 낫지 않고 관절의 아픔은 날이 갈수록 심해져 갔다. 학교도 건성으로 갔고, 선생의 이야기 같은 것은 전혀 듣고 있지 않았다. 그 탓으로 성적도 나빴다.

부모님도 처음엔 이것저것 말하고 있었지만, 그것이 조금도 좋아지지 않으므로 어머니가 신세를 지고 있는 코오다 의원에 보여 보자고 하여 2학기 초에 코오다 선생에게서 진찰을 받았다.

코오다 선생은 나를 보고 '만성피로증후군(CFS)'이라고 말하므로 앞의 의사들이 말한 병명과는 다르므로 조금 당황했지만, 선생이 나의 증상을 잇따라 알아 맞추고 CFS의 증상과 겹쳐 있는 것을 알고 납득이 갔다.

어머니는 신장이 나빠 '둔중신장(p.145 참조)'이라고 하는 체질이었기 때문에 초등학교 5학년까지 건강했던 나도 어머니의 체질 탓으로 이러한 병이 되었다고 생각했음인지 이 합숙에 꼭 참석하라고 말했다. 그러나 나는 별로 마음이 내키지 않았다. 그러나 어머니와 아버지 두 분으로부터 설득받고 1998년 5월 9일에 입원했다.

입원은 했지만, 방 안에는 평상침대와 목침, 다음은 책상과 의자와 냉방장치가 있을 뿐이고 그 밖에는 아무 것도 없었다. 내가 평상과 목침을 이상하게 생각하여 보고 있으니 어머니가 이것으로 등뼈가 교정된다고 설명해 주었다. 그 날 밤에는 좀처럼 잠이 오지 않았다. 어머니는 전부터 이 요법을 행하고 있었으므로 시원스럽게 주무시고 계셨다.

다음 날 아침의 집회에서 서로 인사를 나누었다. 집회라니 마치 학교같다고 생각했다. 집회가 끝나고 생야채의 이상즙(泥狀汁 : 즙과 찌꺼기를 혼합한 것)이 나왔는데, 그것을 입에 넣는 순간 나는 토해낼 것 같았다. 그 후 오전 10시와 오후 4시에 현미죽과 두부를 먹었지만, 현미죽은 나에게는 맞지 않고 양도 많아 이것도 토해낼 것 같았다.

식사가 끝날 무렵 목욕의 순번이 돌아와서 냉온욕을 했다. 5월의 냉수, 수돗물도 아직 찬데 우물물은 더욱 차게 느껴져 냉수에 잠겨 있는 1분간이 길게 느껴졌다.

목욕을 끝내고 나와도 모관운동이나 붕어운동을 하고, 각반요법을 행하고, 그것이 끝나면 합장합척과 배복운동을 한다고 하는 벅찬 스케줄에 그 날은 녹초가 되도록 피로했었다.

그러나 2, 3일 거듭할수록 현미죽이나 이상즙이 맛있게 느껴지게 되고, 요법도 무리 없이 원활하게 행할 수 있게 되었다. 또한 3일간의 장국단식도 3번 행하였다.

그 사이 처음은 많았던 밥이 적게 느껴졌고, 어쩐지 조금 몸이 수월하게 되어 있는 것을 알았다. 그리고 2회째의 단식이 끝날 무렵 숙변이 나와 한층 몸이 수월하게 되었다.

이 요법을 행하니 나의 몸은 확실히 좋아졌다. 앞으로도 될 수 있는 대로 계속해 가려고 생각하고 있다.

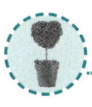

K · K 군에 대한 코멘트

K · K 군은 어머니의 간절한 권유로 이 건강합숙에 참가했지만, 내심 아직 그다지 기분이 내키지 않는 것이 본심이었다. 그 때문에 코오다 의원에서의 엄격한 소식요법이 계속되고, 그 반응으로서 전신권태감이나 두통 등의 증상이 조금씩 심해져 오게 되니 다시 할 생각이 없다고 하는 일도 재삼 있었다. 드디어는 합숙도중에 집에 돌아가고 싶다고까지 말을 꺼내게 되었다. 그 때마다 어머니의 간곡한 설득이 있어 겨우 합숙생활을 계속할 기분이 되었다. 만일 어머니와 함께가 아니었다면 아마 중도퇴원이라고 하는 모양새가 되어 있었을 것이다.

그런데 합숙도 여러 날이 지나고, 처음은 '잘 할까?'하고 걱정하던 단식도 잘 버티어 주었고, 이 단식으로 대망의 숙변이 나오고부터는 그 때까지 있었던 완고한 두통이나 전신권태감 등이 급속히 좋아지게 되니 조금 의무적으로 하고 있었던 기분이 일변해 버렸다. 갑자기 적극적이 되어서 자진해서 건강법을 실행하기 시작한 것이 아닌가.

이렇게 되면 이제 성공한 것으로, 병상도 계속 호전되고, 애당초 생각하고 있었던 것보다 그 이상의 좋은 성적을 올릴 수가 있었다.

일전에 퇴원 후에 다시 병원에 왔을 때에는, 그 후의 건강상태도 매우 양호하고, 학교는 하루도 쉬지 않고 건강하게 통학하고 있다는 것이었다.

 K · T 씨(여성 43세)

◼ 생육과 발병

초등학교 4학년 무렵부터 가정사정으로 언니 · 동생 · 나 3명만 살지 않으면 안 되게 되었다. 식사는 각자 좋아하는 것을 적당히 만들어서 먹고 있었으므로 불규칙한 식생활이었다. 양념이 진한 것, 단것을 특히 저녁식사에는 배불리 먹고 있었다. 과자빵, 단과자도 대단히 좋아하여 먹고 싶을 때에 먹고 싶은 만큼 먹고 있었던 기억이 있다.

중학생이 되어 탁구부에 들었다. 연일 격심한 연습, 지금 생각하면 상당히 발목을 많이 사용하고 있었다. 발걸음 연습, 스매시 연습은 발목을 많이 혹사했다. 양친이 계시지 않기 때문에 자기 멋대로이고 불규칙한 단것 중심의 잘못된 식생활이 계속되고 있었다.

중학교 1학년 무렵부터 뭐라고 말할 수 없는 몸의 나른함을 느끼고, 아침에 일어나면 위쪽 눈꺼풀이 부어 올라 있고, 얼굴도 부어 있고, 몸이 무겁다는 증상이 나타나기 시작했다. 아침에도 좀처럼 일어 날 수 없었다. 오른쪽 발목의 아픔을 자각하게 되었다. 물론 병원에 가서 제검사를 받았지만, 원인은 결국 모르고, 오른쪽 발목의 아픔은 성장통이라고 진단되었다.

고교생이 되면서 탁구는 그만두었지만, 왕복 11km의 거리를 자전거로 통학하게 되었다. 단것을 아주 좋아하고 과식의 생활은 이 무렵도 계속되고 있었으며, 밤 늦게까지 일어나 있었기 때문에 수면부족도 가세하여 전신권태감, 피로감, 인후통, 오른쪽 발목의 관절통, 안면 및 사지의 부기 등의 제증상은 더욱 악화하여 대학 수험시에는 최악의 상태였다. 그런 이유로 대학입시에 실패하여 재수하게 되었다.

대학시절에도 이와 같은 증상이 계속되고 있었으며, 공부, 서클활동 등 하고 싶은 일이 생각대로 되지 않고, 몇 번이고 현대의학의 의사의 진찰을 받아 왔다. 그러나 재검사의 결과 이상이 인정되지 않고, 결국 자율신경실조증, 부정수소증후군 등의 병명으로 얼버무리고, 적절한 치료법도 발견하지 못한 채 그대로 반건강체의 상태로 지내 왔다.

◼ 니시식(西式)의 코오다요법 · 코오다 의사와의 만남

중학교에서 대학교까지 이와 같은 증상이 나타났지만 그래도 어떻게든 해 왔으나, 취직하여 보다 더 불규칙한 잘못된 생활(특히 식생활)과 직업상의 심신 양면에 미치는 스트레스가 겹쳐졌기 때문에 증상이 한층 더 악화되어 마침내 집무를 계속하기가 곤란하게 되었다. 이와 같은 나의 상태를 보다 못한 친구 소개로 1979년의 가을 다행하게도 코오다 선생에게 진찰받을 기회를 얻었다.

그 결과 '단것, 저녁식사의 과식으로 오른쪽 발목(소오렐씨 부위)이 상당히 나빠져 있고, 그것이 목에 나쁜 영향을 미치고, 그리고 또한 신장의 기능장해도 일으키고 있다. 둔중신장이다'라는 진단을 받았다. 이 때 비로소 오랫동안 고생해 온 나의 병에 대한 적절하고 확실한 치료법을 알아낸 것이다.

1981년에 염원하던 입원이 실현, 약 3개월간 입원할 수가 있었다.

이 3개월 동안에 10일간의 본단식을 2회, 모두 20일을 행하고, 근치에의 길을 한 걸음 한 걸음 확실하게 걸었다. 퇴원 후에도 남의 배 이상으로 일을 해낼 수가 있었다. 한때는 결혼도 할 수 없고, 아이도 낳을 수 없다는 말을 듣고 있었는데, 결혼도 할 수 있었고, 튼튼한 아이를 둘이나 낳았다.

▣ 이번의 입원까지의 경과

규모가 큰 학교의 양호교사로서의 격무가 장기간 계속되고, 게다가 3년 전부터 1,100명의 초대규모 초등학교에 근무하게 되어 일에 몹시 쫓기는 나날이 되었다. 보건실에 하루에 50명은 찾아오는 아이들과의 대응, 기분에 거슬리는, 화를 잘 내는 아이들과의 맞서 겨루는 격투, 부등교, 보건실 등교아의 대응, 가지가지의 기다려 주지도 않는 대응 등등. 그래도 아직 직장 이외에 지역, 그 밖의 역을 3, 4개 맡아서 해 왔다.

스트레스가 소용돌이치는 가운데, 이를 악물고, 심신이 다해 한계에 와 있는 것을 속이고 속여서 어떻게든 견디고 있었는데, 1998년 1월 인플루엔자에 걸린 것을 계기로 드디어 다운. 필설로 다하기 어려운 전신권태감, 피로감에 휩쌓여 아침에 일어날 수 없게 되어 버렸다.

인후통, 미열, 오른쪽 발목의 관절통, 등 아픔(지끈지끈 아픔), 불면(밤중에 몇 번이고 잠이 깬다), 사고력·집중력·기억력의 저하, 책조차도 읽을 수 없었다. 잊음이 심하기 때문에 손바닥에는 메모를 가득 적어서 새까만 상태였다.

그러나 직업상 무리에 무리가 겹쳐도 3월까지는 어떻게든 버티고 있었다. 이미 그 때는 한계를 넘어 있었으므로 팥죽처럼 된 상태, 집무 곤란, 가사 곤란, 지쳐서 1주간 목욕도 할 수 없었다. 아침에는 물론 일어날 수가 없었다. 이대로 쭉 계속 잠들어 영원히 잠이 깨지 않는 것이 아닌가고 생각되는 상태. 우울상태에 빠져 살아 있는 것에 감사를 할 수 없게 되어 있었다.

◨ 입원 중의 경과

이번의 만성피로증후군 건강합숙 입원에 의하여 나는 생명을 얻었다. 괴롭고, 고되고, 고통스러운 증상이 거짓말처럼 사라졌다. 전신권태감, 피로감, 안면·사지의 부종, 몸의 무거움, 나른함도 없다. 몸이 가볍고, 몸이 내 마음 먹은 대로 따라온다. 움직인다. 계단도 경쾌하게 오를 수 있게 되었다. 밤에도 숙수가 되고, 아침에도 일찍 잠을 깰 수가 있게 되었다. 사고력·집중력·기억력도 회복되어 있다. 필설로 다하기 어려운 쾌조로운 나날이다.

입원 중의 식사는 1일 약 1,000kcal, 녹즙 100g(60kcal), 현미 5부죽 800g(523kcal), 참깨 페이스트 작은 술로 둘(110kcal). 2개월 입원기간 중 3일간의 장국단식(230kcal)을 3회 행하였다. 이와 같은 소식으로 증상이 확실히 소실되어 갔으며, 건강이 확실히 회복되어 갔다. 소식의 훌륭함을 자기의 몸을 통하여 인식, 확신할 수 있었다. 바로 실학이다. '건강의 비결은 소식에 있다', '소식에 병 없다'고 하는 것을 재인식하게 되었다.

그와 동시에 내가 깨닫게 된 것은 발목의 고장이 둔중신장(p.145 참조) 만성피로증후군의 근원이라고 하는 것이다. 나의 경우, 중학생 무렵부터 증상을 나타내고 있었던 오른쪽의 발목관절통(소오렐씨 부위통)이 끈질기게 입원 중에 나타났다. 특히 장국단식 중에는 아픔이 심하여 토란약을 붙이지 않으면 안 될 정도였다.

발목의 고장을 고치기 위해서 발틀을 끼워 발목을 고정시켜서 1일 12회(1회 2분간)의 모관운동을 입원 중 매일 행하였다. 모관운동을 확실히 행하면 발목의 고장은 확실히 좋아져 간다는 것도 자기의 몸을 통해서 확신하고 재인식하게 되었다.

자기의 병의 원인이 되어 있는 저녁식사의 과식 → 발목의 고장 → 목의 염증 → 둔중신장 → 만성피로증후군과의 관계라고 하는 것을 이번에야말로 마음 속 깊이 명심하게 된 것이다.

▣ 퇴원 후의 과제

퇴원 후에도 이 니시(西式) 코오다요법을 어떻게 자기의 일상생활 속에서 계속해 갈 수 있는가가 당면의 과제이다. 보통식(현미밥 400g, 두부 1모, 야채나물 두 접시, 녹즙 1홉) 약 1,400kcal를 실행할 것과 모관운동을 확실히 실행할 것을 우선 지키며 버티어 보려고 생각하고 있다.

라이프워크로서의 과제는 니시(西式) 코오다요법을 한 사람이라도 많은 사람들에게 전하는 일이다. 그리고 양호교사로서의 전문성을 살려서 이 요법을 계속하여 실천할 수 있도록 해 주었으면 하고 생각하고 있다.

연구과제로서 생각하고 있는 것은 발목의 고장, 둔중신장(p.145 참조)이 난치병이라고 일컬어지고 있는 만성피로증후군의 원인이라고 하는 것을 현대의학 속에 어떻게 파고 들어가게 하는가 하는 것이다.

이들 과제를 자기의 체험과 역량에 입각하여 할 수 있는 데부터 서둘지 않고 확실히 실천에 옮겨 가려고 생각하고 있다.

K·T 씨에 대한 코멘트

K·T 선생은 이미 이 건강법의 대선배로 과거에 있어서 자기의 CFS 극복의 체험을 살려서 많은 환자들에게 귀중한 어드바이스를 제공하는 등 여러 가지로 보살행을 쌓아온 경력을 갖고 있다. 현재는 야오(八尾) 건강회관 우인회(友人會) 회장으로서 이 건강법의 보급에 큰 활약을 하

고 있다.

 공직에 몸을 담고 있으면서도 이와 같은 볼런티어활동을 한다는 것은 K·T 선생에게 있어서는 역시 과로가 되었을 것이다. 최근 건강상태가 눈에 띄게 나빠져 매일 극도의 피로감에 시달리게 되었다.

 거기다 가장 사랑하는 장남 K·K 군이 어머니의 체질을 이어받아 있는 걸까, 전신권태감이라든가 두통 등 CFS 특유의 증상이 계속되고 학교를 쉬는 날이 계속되므로 이 K·K 군을 어떻게든 빨리 구제하는 데 어떻게 하면 좋을까 하고 진지하게 생각한 결과, 모자 둘이서 코오다 의원에 입원하기로 결단을 내린 것이다.

 마침 그 때 CFS의 건강합숙이 개최된다고 해서 함께 참가하게 되었다. 이것은 대단히 고마운 일로, 이 건강법의 대선배이기 때문에 합숙참가자들의 부반장을 맡게 하여 여러 가지로 여러분들을 돌봐 줄 수가 있었다.

 참가자의 여러분에게 있어서는 귀중한 어드바이스나 격려의 말을 들은 것이 합숙을 성공으로 이끄는 강력한 원동력이 된 것이라고 생각한다.

 K·T 선생 자신도 이 건강법으로 CFS의 병상은 반드시 낫는다는 확신을 가지고 있었을 것이지만, 생각하고 있었던 것 이상으로 빨리 병상이 회복되어 온 데에는 놀라고 있었다.

 역시 CFS를 극복하는 길은 이 건강법에 의하는 것 이외에는 없다고 새삼스럽게 그 믿음을 굳게 한 셈이다.

K·N 씨(여성 31세)

■ 건강상태의 변화와 함께 놓치고 있었던 자신

나는 대단히 좋은 자연환경 속에서 태어나 자랐다. 아이 때는 해가 질 때까지 매일 밖에서 즐겁게 뛰어놀았다. 음식물은 가리는 것이 없이 무엇이든지 잘 먹고, 감기 이 외에는 큰 병을 앓는 일도 없었다.

그런데 중학교 2학년 무렵부터인가 신체의 권태감을 느끼게 되고, 아침의 기상도 나빠져 학교에 종종 지각하게 되었다. 좋아했던 부활동의 농구도 몸이 고달파져서 연습을 쉬는 일이 많아졌다. 부활동의 조조연습이 있을 때는 첫 시간 수업부터 졸게 되었다. 수업 중에는 집중력이 없어지고, 당연히 성적도 계속 내려 갔다. 그러는 사이에 마침내 침상에서 일어날 수 없게 되어 학교를 쉬게 되었다. 어쩐지 내가 아닌 것처럼 되어 가는 것 같았다.

왜 갑자기 그렇게 되었는가 양친이나 담임선생이 걱정하여 병원에 가기를 권했다. 안색이 날 때부터 좋지 않았으므로 빈혈을 의심하기도 했지만, 검사 결과 몸에는 아무 이상이 없다고 했다. 자율신경실조증이라고 하며 '정신적인 것일 것이다'의 한 마디로 치워 버렸다.

고교생이 되니 식생활과 생활리듬의 난조도 눈에 띄게 되고, 아침의 기상은 점점 더 나빠질 뿐이었다. 신체의 권태감은 언제나 있고, 그 상태가 당연한 것처럼 느끼고 있었다. 정신을 몰입시킬 것도 없어지고, 마치 무기력, 무관심, 무감동 인간이 되어 버린 것 같았으며 '나른하다'가 입버릇이었다.

단기 대학에 들어가도 온종일 머리가 무겁고, 뇌에 산소가 돌고 있지 않는 것 같은 상태가 언제나 있었다. 무엇을 하더라도 끈기가 없고, 수업 중에는 매일 매시간 책상에 엎드려서 자고 있었다. 취미는 자는 것, 특기는 어디서도 잘 수 있는 것이라고 답할 정도로 하루 10시간 이상 자지 않으면 살아갈 수 없다고 생각하고 있었다.

단기 대학을 졸업하고 오사카의 회사에 근무하고부터는 상태가 좋을 때도 있긴 했으나 아무리 자도 다음 날까지 피로가 남았다. 아침은 3개의 자명종과 나와의 싸움이었다. 겨우 침대에서 기어 나와도 샤워를 할 때까지는 몸이 움직이지 않았다. 일을 쉬는 날은 하루 종일 자면서 지내는 일이 대부분이었다. 어디론가 놀러 가고 싶어도 몸이 무거워서 친구로부터 모처럼의 초대도 거절하는 일이 적지 않았다.

▣ 식생활을 되돌아본다

나는 학생시절부터 심한 변비에 시달려 왔다. 생리통이나 화분증도 몹시 심하여 그 때마다 우울하게 되었다. 그리고 이들 증상으로부터 완전히 인연을 끊어 버리고 싶다고 진지하게 생각하게 되었다.

그래서 먹는 것이 신체를 만드는 것이니까 역시 음식물의 영향이 제일 큰 것이 아닌가 생각하여 지금까지의 식생활을 되돌아보았다.

1993년 12월, 오사카에서의 생활에 종지부를 찍고 친정에 돌아가게 되어 그 때부터는 현미식을 시도하게 되었다. 최초의 반 년 간은 때때로 백미도 먹고 있었지만, 백미는 문자 그대로 싱거워서 차차로 백미보다도 현미의 쪽이 맛있게 느껴지게 되었다.

녹즙도 아버지가 집에서 만들고 있었으므로 그것을 가끔 마시게 되었다. 아버지는 간이 나쁘기 때문에 현미와 녹즙을 내가 어렸을 때부터 계속하고 있었다. 그러나 가족 중 어느 한 사람도 현미를 안 먹었고 녹즙도 마시지 않았다. 아이 때 한 번 녹즙을 마신 일이 있었는데, 몹시 쓴 맛이라 이런 것은 일생 입에 대는 일은 없을 것이라고 생각하고 있었다.

현미, 녹즙을 먹은 후부터는 화분증도 생리통도 증상이 조금 가벼워졌다. 변통도 거의 매일 있게 되었다. 다만 쾌변으로까지는 가지 않았으며, 복부팽만감은 언제나 있었다. 현미식으로 하니 자연히 부식은 야채나물, 물고기, 된장국이라고 한 화식중심의 것이 되었지만 결코 소식이라고는 말할 수 없었다.

■ 코오다 선생과의 만남

그 후 오사카에 있었을 때보다도 조금은 컨디션도 좋아지고, 처음으로 일하는 보람을 느끼게 되었다. 일 이 외에도 하고 싶은 것이 많았고, 또한 하고 싶은 의욕도 솟아났다.

그러나 그 기분과는 반대로 막 무엇인가를 시작하려고 하니 끈기가 계속되지 않고, 곧 피로해 버리고, 눕지 않고는 배길 수 없게 되었다. 어떻게 기분은 이렇게 전향적인데 몸은 생각대로 움직이지 않는 것일까 하고 의문을 품게 되었다.

1994년 8월, 고교시절의 은사인 M 선생의 권유로 고치건강합숙에 참가하게 되었다. 이 합숙은 니시(西式) 코오다요법이나 동양의학 등에 대한 체험학습이었다. 합숙에서는 여러 강사분들의 이야기가 있었는데, 그 중의 한 사람에 코오다 선생이 있었다.

그 때는 둔중간장에 대한 이야기를 했다. 대단히 흥미롭고, 관심이 있는 이야기로, 순식간에 시간이 지나가 버려 졸고 있을 틈도 없었다. 둔중간장의 강연을 듣고 무의식 중에 웃어버릴 정도로 자기의 증상과 딱 들어맞으므로 어쩌면 나도 둔중간장(鈍重肝臟 : 간장의 피로로 인한 간 기능 저하증)이 아닐까 하는 생각을 했다(나중에 그 일을 코오다 선생에게 물어보니, 나의 경우는 둔중간장만이 아니고 둔중신장도 있다는 것이었다).

좀 더 여러 가지로 이야기를 듣고 싶다고 생각하여, 만일 기회가 있으면 선생의 진찰을 받고 싶다고 생각하고 있었다.

합숙 중에는 소식의 반응으로 몸은 어느 때보다도 더 노곤하고 식욕도 없어졌다. 그러나 이상하게도 소식으로 한 편이 악력이 불어 있었다. 그리고 합숙에서 돌아온 순간 다량의 변이 나와 배가 개운해졌다. 그로부터 1주간 정도는 건강상태도 좋고, 몸이 조금 가벼워진 듯 했다.

그리고 금붕어운동을 하니 척주가 딱딱하며 문질러지는 것 같은 소리가 났다. 정말로 척주가 교정되고 있는 것 같은 느낌이었으므로, 어쩌면 키가 커질지도 모른다고 생각하여 합숙이 끝나고 나서도 금붕어, 모관, 합장합척의 3개의 운동을 당분간 계속했다.

그랬더니 158.3cm였던 신장이 159cm가 되었다. 7mm나 늘어나리라고는 생각하고 있지도 않았으므로 대단히 놀랐다. 기쁜 마음에 친구들에게도 키가 크는 운동이라고 말하며 가르쳐 주었다. 그러나 차차로 추워짐에 따라 이 3개의 운동을 하지 않게 되었다(코오다 의원 입원 후에는 다시 신장이 1.7cm 커져서 현재 160.7cm가 되었다).

현미식은 그 때까지 계속해 왔으나, 식사시간도 불규칙하고 플러스 α도 많아 차차로 몸이 무거워졌다. 녹즙도 어쩐지 귀찮아져서 먹지 않는 날이 많아졌다.

직장에서 돌아와도 얼마 동안 누워서 쉬지 않으면 욕탕에 들어갈 수도 없을 정도로 신체의 권태감이 강해지게 되었다. 쉬는 날에는 아무리 일찍 자도 조금도 피로가 풀리지 않고, 반대로 피로가 계속 신체에 축적되어 가는 것 같았다. 아무 일도 하지 않아도 피로한 느낌이었다.

나중에 생각해 보니, 합숙 후 때때로 운동을 하게 되어 발목에 부담을 주고 있었는지도 모른다. 그러한 때, 운동을 계속하고 있고 다친 오른쪽 무릎이 반 년이 지나도 낫지 않으므로 양호교사인 H 선생에게 상담한 즉, 코오다 선생에게 진찰을 받아 보는 것이 어떤가 하고 권했다.

바쁜 선생이라고 듣고 있었으므로 무릎을 다친 정도로는 수진할 수 없는 것이 아닐까 생각하고 있었는데, 1996년 6월에 염원하던 코오다 선생의 초진을 받을 수가 있었다.

먼저 선생은 나의 양손을 확 펴 보고 '야아, 이런 몸으로 잘도 일해 왔구나. 이대로라면 일은 계속할 수 없게 돼'라고 말했다. 나는 선생이 말한 말의 의미를 몰라 눈을 크게 뜨고 멍청히 쳐다보고 있었다.

그랬더니 선생은 '둔중신장(p.145 참조)이구나'라고 한 마디 말씀하셨다. '엣!? 둔중신장?' 둔중간장(p.192 참조)은 잘 알고 있었지만, 둔중신장은 잘 모르고 있었다.

그리고 '당신 정도의 나이라면 좀 더 팔팔해야 하지 않는가'라고 말하고는 이번에는 배를 진찰했다. 그리고 '와, 굉장한 숙변이구나'고 하며 놀랐다. 2개월 정도 입원하는 편이 좋을 것이라는 이야기였다. 무릎을 보아달라고 왔는데 뜻밖의 일을 알고 깜짝 놀랐다.

그렇다 하더라도 둔중신장이란 도대체 어떠한 병일까? 도대체 어떤 원인으로 언제부터 그러한 병이 되었을까 생각했다. 그리고 발목의 고장이 신장과 관계가 있다는 것을 알고, 중학시절 농구를 하다 발목을 다친 것이 원인의 하나가 아닐까 생각했다.

마침 그 무렵부터 자기의 신체에 이상을 감지하고 있었던 일을 생각해 내고, 역시 그것은 마음의 탓이 아니고 그 때 이미 신장을 나쁘게 하고 있었구나 하는 것을 비로소 깨달았다.

■ 두 번째의 진찰

자기가 '둔중신장=CFS'이라고 하는 것이 병이라는 것을 알았지만, 일이 바쁘다는 핑계로 선생에게서 처방해 받은 양생법을 전혀 하고 있지 않았다. 정말로 건강한 상태라고 하는 것을 거의 기억하고 있지 않는 탓인지, 자신이 병이라고 하는 자각이 부족했을 것이리라.

조금이라도 건강상태가 좋을 때는 바로 곧 신체를 움직이고 싶어서 농구를 하며 논다든지 하였다. 그리고 오랜만에 발목을 염좌(捻

挫 : 관절을 삐는 것)해 버렸다. 1주일 정도가 되어 나아지고 있을 무렵에 같은 곳을 다시 염좌해 버려 그로부터 수 개월 지나도 아픔이 가셔지지 않았다. 그것이 원인이 되어 그 후 CFS의 증상이 점점 더 악화되었다. 이 때 발목의 고장이 얼마만큼 신체에 영향을 미치는가를 몸에 배일 정도로 깊이 깨닫게 되었다.

1997년 1월, 미열이 계속되고 몸이 여느 때보다도 더 무겁고 나른하여 마침내 침대에서 일어날 수가 없어 직장을 쉬었다. 그 때까지도 감기도 아닌데 어쩐지 열기가 있는 것같이 느껴지는 일이 많고, 체온을 재 보면 37도 전후의 미열이 있는 일이 종종 있었다. 목의 아픔이나 불쾌감도 언제나 있었다. 기억력, 사고력, 집중력 등의 저하와 함께 전신권태감은 계속 증가해 갈 뿐이었다.

얼굴이나 수족의 부종도 한층 더 심해지고, 하루종일 다리가 아프고 무지근하여 마치 납이라도 박아 넣어져 있는 것 같았다. 이러한 때는 모관이 좋다고 알고는 있어도 자력으로 모관을 할 기력도 없고, 벽에 다리를 얹을 기력조차도 없었다. 이불 속에서 '이대로라면 일을 계속할 수 없게 되는 거야'라고 말한 코오다 선생의 말이 생각났다.

이제 어떻게 하면 좋은가를 몰라 난처해하고 있었다. 우선 코오다 선생을 만나러 가자고 생각하고 무거운 몸을 끌면서 다시 오사카로 향하였다.

간신히 코오다 의원에 도착하자마자 물리치료실에 엎드려 누워서 이름이 호명될 때가지 움직일 수 없었다. 1분 1초라도 누워 있고 싶은 심정이었다. 겨우 호명되어 진찰실에 들어가긴 했으나, 입을 여는 것도 귀찮아 무엇을 말했는지도 잘 기억하고 있지 않다. 다만 '될 수 있는 대로 빨리 입원하도록 해 줄테니'라고 말한 코오다 선생의 말만을 기억하고 있었다. 4개월 정도 입원하는 편이 좋다는 것이었다. 이 때는 당장이라도 입원하고 싶어 못 견딜 지경이었다. 이제 이 이상 일을 계속할 자신도 기력도 체력도 완전히 없어지고 말았다.

그러나 2월에 들어서자 기다리고 기다렸던 입원의 전화가 걸려 왔을 때, 아직 좀 더 일을 계속하고 싶다는 기분이 있어서 헤매던 끝에 결국 입원을 거절하였다. 얼마나 바보 같은 일을 저질렀는가 하고 생각했지만, 적어도 앞으로 반 년만이라도 일을 계속하고 싶다고 하는 기분이 더 강했던 것이다.

▣ 한 가닥의 빛을 찾아서(첫 번째의 입원)

1997년 8월 9일, 한 가닥의 빛을 찾아서 코오다 의원에 입원했다. 입원하여 1, 2개월은 거의 아무 것도 못하고 온종일 누어 있었다. 아침부터 몸에 힘이 들지 않고, 몹시 나른하고, 잠이 와서 어떻게도 할 수 없었다. 앉아 있는 것도 괴로워 눕지 않고는 배길 수 없고, 식사도 하지 않고 누워 있는 일도 있었다.

첫 번째의 입원 중에는 부근의 공원에 산책 가는 것도 할 수 없을 정도로 전신의 권태감이 심하여 거의 코오다 의원에서 밖으로 나가는 일은 없었다. 세탁도 할 수 없어 이전에 오사카에서 돌보아 준 분이 세탁물을 날라다 준다든지 했다.

코오다 선생에게 '어떻게 이렇게 아침도 낮도 밤도 자고 싶은가요'

라고 물으니, '아직 신장도 간장도 정상으로 작용하고 있지 않기 때문이야'라는 것이었다.

학생시절부터 전혀 공부도 하지 않고 언제나 빈들빈들하고 드러누워 있었으므로, 가족이나 주위의 사람들로부터는 단순한 게으름뱅이 양 취급되고 있었다.

그러나 여기서는 그러한 말을 듣는 일도 없고, 오직 잠만 자고 있을 수 있으므로, 이 때는 여기가 마치 천국인 것처럼 생각되었다. 어지간히 자기가 생각하고 있었던 이상으로 피로해 있었던 것일 것이다.

◾ CFS의 합숙에 참가하여(두 번째의 입원)

1998년 5월 12일부터 7월 10일까지 CFS의 합숙이 있어, 자기 신체를 알 좋은 기회라고 생각하여 참가하게 되었다.

CFS는 현대의학에서도 아직 확실한 원인이 해명되어 있지 않기 때문에, 주위에 이해를 구하여도 좀처럼 이해를 하지 못한다. 표면적으로는 건강한 것처럼 보이므로, 신체의 괴로움보다도 정신적인 것일 것이라고 취급된다.

그런 점은 같은 병자끼리라면 말로 설명하지 않더라도 상대방 병의 상태를 서로 이해할 수 있으므로, 그것이 가장 기쁜 일이었다.

나는 장의 조임이 거의 없어질 정도로 장이 늘어나 있었기 때문에 완고한 장의 마비가 있었던 것이다. 복부팽만감이 심하여 소식을 해도 좀처럼 장이 움직이지 않았다.

단식으로 근근히 장마비가 풀려 왔다고 생각해도, 장국을 마시니

이내 다시 붕하고 배가 불러 와서 고통스럽게 되었다. 그러다가도 조금 있다가 변과 가스가 나오면 다시 배가 수월해졌다 하는 일이 되풀이되었다. 그리고 그것을 되풀이하고 있는 사이에 조금씩 장마비가 풀려 가고 숙변도 조금씩 배설되었다. 소식과 단식을 반복함으로써 놀라울 정도로 배가 잘 움직이게 되었다. 그에 따라 여러 가지의 증상이 경감되어 갔다.

숙변이 나오기 시작하니 먼저 아침의 기상이 좋아졌다. 학생시절부터 아침의 기상은 가장 나쁜 편이었으며, 일단 잠이 들면 조금 자버리든가 어떻게 하든가 간에 일어나지 못했던 내가 지금은 자명종이 울리기 전에 일어날 수 있게 되었다. 이에 가족이나 친구, 주위의 사람들도 놀랐다. 그러나 가장 놀란 것은 무엇을 숨기랴 내 자신이었다.

20년 가까이 끌어 온 전신권태감도 숙변이 배설됨에 따라서 조금씩 약해지게 되었다. 두통, 어깨의 결림, 요통, 다리·허리의 나른함도 그다지 느끼지 않게 되었다. 자다가 몸을 뒤척인다든지, 세면할 때 등에 아픔을 느끼고 있었는데 그것도 문득 정신을 차리고 보니 사라졌.

손가락 자국이 뚜렷이 보일 정도로 발이 팽팽 부어서 잠이 들지 못한 일도 있었지만, 이제는 외출해도 그런 정도의 부종이나 아픔은 없어졌다. 외출하면 발목이 아프고 37도 전후의 미열이 있었지만, 차차로 미열이 나지 않게 되었다.

또한 외출이나 청소를 한 것만으로 다음 날까지 피로가 지속되어 자버리는 일도 있었지만, 최근에는 다음 날까지 피로가 남지 않게 되었다. 책을 읽고 싶어도 집중력, 끈기가 계속되지 않아 2, 3페이지 읽는 것이 겨우 였지만, 30분~1시간 정도라면 책도 집중하여 읽을 수 있게 되었다. 공복시 손떨림, 매스꺼움, 비틀거림 등의 저혈당증상도 나타나지 않게 되었다.

지금까지 이렇게 가벼운 배가 된 일이 없었으므로, 변을 내는 일이 이처럼 기분이 좋은 것이라고는 생각하지 않았다. 반대로 입원 전의 자신의 뱃속을 상상하니 소름이 끼친다. 입원 전에는 숙변을 가득 고이게 하고 있었으므로, 아침에 잠이 깬 순간부터 기분은 불안했다.

■ 실패를 되풀이하면서 배운 것

모처럼 소식·단식으로 신체의 숙변을 뺐다 하더라도, 마음의 숙변이 고여 있으면 다시 곧 신체의 숙변이 고이게 된다.

첫 번째의 입원에서, 식사시에 '생명을 받아 먹는다'고 하는 마음만 잊지 않는다면 무엇을 먹어도 대식만은 이제 하지 않을 것이라고 생각하고 있었다.

그러나 퇴원 후 조그마한 스트레스가 계기가 되어 대식으로 계속 달려가게 되었다. 장이 밀려 나오는 것이 아닌가 생각될 정도로 많이 먹어서, 장내세균에 용서를 구하면서도 식욕이라고 하는 본능에는 좀처럼 맞설 수 있는 것은 아니었다. 그렇게 되니 당연히 숙변이 고이게 되어 차차로 몸이 무거워지고, 사라져 있었던 등줄기의 아픈 증상도 다시 나타나게 되었다.

배는 필요 없다고 말하고 있는데 머리는 완전히 음식에 사로잡혀 있었다. 이것도 먹고 싶고 저것도 먹고 싶다는 상념이 뇌에 입력되고 그 위에 잠긴 상태가 되어 있었다. 마침내 그 상념은 두 번째의 입원 생활에 들 때까지 해제되지 않은 채였다.

첫 번째의 퇴원 후에는 식사에 마음이 빼앗겨 붕어운동, 모관운동 등의 운동도 일체 못하였다. 과식하여 건강상태를 무너뜨려서 그러한 기력도 없었다는 것이 바른 말이다.

■ 빛의 방향을 지향하여

코오다 의원에 올 때까지는 어두운 속을 손으로 더듬어서 걷고 있는 것 같았다. 바로 암중모색의 나날이었지만, 여기에 오고부터는 앞으로 자기가 나아갈 방향이 보여지는 것 같은 느낌이 든다. 결코 가깝지는 않지만, 확실히 보이는 빛의 방향을 향하여 천천히 조금씩 자신의 발로 걸어갈 뿐이다. 비록 돌아가더라도 길을 잃어 헤매더라도 빛이 비치고 있는 방향만 놓치지 않으면 이제는 끄떡없다.

지금까지 꽤 오랫동안 동면하고 있었던 내 신체 속의 60조의 세포가 하나씩 잠을 깨기 시작하고 하품을 하고 있는 것 같은 느낌이다. 아직 잠꼬대하고 있지만, 조금씩 활동하기 시작한 세포에 맛좋은 공기와 물을 가득히 보내 주고 싶은 것이다. 그리고 앞으로 아직도 자신의 신체가 변해 가는 모습을 즐기면서 이 건강법을 계속해 가려고 생각한다.

마지막이 되었는데, 코오다 선생을 비롯하여 음으로 양으로 이러한 나를 응원하고 격려해 준 분들에게 진심으로 감사를 드린다. 여러분의 지원이 있었기 때문에 여기까지 걸어올 수가 있었다. 앞으로도 나 혼자의 힘으로는 전진할 수는 없습니다. 아직도 여러분에게 폐를 끼칠 것이라고 생각하지만, 여러분의 진심을 버팀목으로 하여 앞으로도 내 나름의 페이스로 걸어 가겠다.

지금은 아직도 지하철의 계단을 쳐다보고는 한숨을 쉬고 있지만, 언젠가 반드시 이 계단을 단숨에 뛰어올라가 조금도 헐떡이지 않고 시원하게 걷고 싶다. 그리고 이 납같은 몸으로부터 완전히 탈출하여 뛰어다닐 수 있는 풍선처럼 가벼운 몸이 되어서 혼이 즐거워하는 직업에 취업하고 싶다. 그것이 여러분에 대한 유일한 보은이 되지 않겠는가 생각하고 있다.

K·N 씨에 대한 코멘트

K·N 씨는 작년에 코오다 의원에 입원하여 여러분들보다 한 발 빨리 CFS 극복의 길을 걷기 시작하고 있는 선배이기도 하다. 그러나 작년에 처음으로 입원했을 당시에는 중증의 CFS라고 말해도 좋을 정도로, 전형적인 CFS 특유의 증상이 모조리 갖춰져 있었다.

전신권태감은 어릴 때부터 계속되고 있었다고 하니 진정한 건강감은 한 번도 맛본 일 없이 성인이 되어왔다.

그 전신권태감은 일상의 기거동작에도 잘 나타나 있었으며, 온종일 뒹굴고 있는 일도 여러 번 보여, 얼마나 CFS의 증상이 심했던가를 알 수 있었다. 본인은 이제 '자는 것이 좋아져서 이것이 나의 인생이다'와 같이 생각하는 일도 있었다고 한다.

그런데 이와 같은 심한 CFS의 증상을 어떻게 하여 이 건강법으로 회복하게 하겠는가? 이에는 실인즉 대단히 고생했다고 하는 것이 필자의 감상이다. 동양의학에서 말하는 소위 음성체질, 그것도 극단적으로 심한 음성으로, 장의 팽만도 높게 인정되었다. 이 장마비를 고치는 것으로부터 치료가 시작된 셈인데, 그것에는 무엇보다도 엄격한 소식요법과 단식요법이 필요했다.

그러나 엄격한 소식요법이 오래 계속되면 대부분의 환자들은 그것을 견디지 못하여 낙오해 가는데, K·N 씨는 훌륭히 그것을 견디어 냈다. 그 정신력과 의지의 강함은 또한 각별하여, 이것이라면 현재의 CFS의 병상이 아무리 나빠도 가까운 장래에 반드시 나을 것임에 틀림없다고 직감할 수 있었다.

이 필자의 직감은 틀림이 없었다. K·N 씨는 엄격한 소식요법이 계속되어도 결코 우는 소리를 안 하고, 또한 단식요법을 몇 번 되풀이해도 결코 싫어하는 일도 없고, 아니 오히려 적극적으로 이에 대결해 가는 자세를 무너뜨리지 않았다.

그 결과 그렇게도 심한 중증의 CFS도 일보일보 극복해 가는 데에 성공하여 일단 코오다 의원을 퇴원했지만, 1998년의 건강합숙에서 한층 더 건강에 진입하는 것을 목표로 참가해 온 셈이다.

따라서 이번의 합숙생활은 K·N 씨에게 있어서는 전년과 달라서 매우 수월한 입원생활이었다고 그는 자기의 감상을 술회하고 있다. 매일의 일과도 즐겁게 마칠 수 있었고, 건강상태가 좋아지고 스피드도 빨라져 2개월 사이에 예상 이상으로 건강하게 되어 있는 좋은 성적을 나타내었다.

K·N 씨는 합숙이 끝나고 나서도 그대로 코오다 의원에 잔류하여 입원생활을 보내고 있는데, 작금은 이미 병자라고는 생각되지 않을 정도로 건강하게 되어 있다.

T·Y 씨(남성 46세)

▣ 나의 생육

조부모, 부모와 함께 3형제의 장남으로서 유소년기를 지냈다. 순진하고 순한 심성의 소년이었던 모양이지만, 주위의 두터운 보호 때문에 살아가는 데 있어서 지혜를 필요로 하지 않고, 제멋대로이고, 심신이 다 연약하게 자랐다.

식생활은 지금 생각하면 최악이었다고 생각한다. 식성이 까다로워 많이 먹지 못하고 여위어 있었으며, 감기나 복통, 설사, 변비 등 건강하다고는 말하기 어려웠고, 상처가 곧 곪아서 소독만 하고 있었던 생각이 난다.

어머니는 특히 나의 건강을 걱정하여 영양을 충분히 취해야 한다고 하며 언제나 나를 생각해 주고 있었다. 옛날 그대로 야채나 해조로 만든 찬도 여러 가지로 만들어 주었지만, 육류나 어물 중심의 고단백, 고지방의 메뉴도 많아지기 쉬웠다. 야채에는 마요네즈를 치고, 식후에는 과실이나 요구르트, 간식에는 위너 소세지 등을 먹는 식이었다. 요즘은 쿠키나 만쥬, 물엿, 초콜렛, 캬라멜, 라무네과자, 카린토 등 모든 종류의 과자를 많이 먹고 있었다. 그 때문에 변비가 심하여 늘 관장을 하여 변을 내고 있었다.

사춘기 이후에는 그와 같은 환경에 대한 반발로서 그 때까지의 생활과는 말하자면 반대의 '용감한' 생활을 동경했다.

학생시절에는 사회의 모순에 눈을 뜨고, 그 방면의 운동에 빠져들어가 버렸다. 집에서는 어머니와 누이가 자주 푸딩이나 젤리, 슈크림 등의 과자를 만들고 있었다. 이 무렵에 내 집에 묵으러 온 친구가 우리 집의 아침밥을 보고 '호화스러운' 내용에 놀랐던 일을 기억하고 있다.

교원이 된 수년 간은 일과 조합의 일, 교육계의 서클, 등산에 열중했다. 그 한편에서는 소화기계는 약하고, 트림이나 위의 불쾌감, 변비, 설사, 토끼똥과 같은 동글동글한 작은 변 등이 일상적이었다. 이 시기는 복막염으로 두 번 입원하여 수술하던 때였다. 그래도 주야를 가리지 않고 바쁘게 돌아다녔다.

직장을 얻고 5년째에 동기생으로 부임해 온 여교사와 인연이 되어서 결혼했다. 같이 일하고 같이 자녀 양육에 관계하고, 서로 협력하여 가정을 꾸려 나간다고 하는 꽤 고된 선택을 했다. 장남이 출생한 무렵부터 다같이 아주 공사다망하여 고열이 딸린 감기를 몇 번이나 걸리고, 목이 부어서 말소리가 나오지 않아 이비인후과에 신세를 지는 패턴을 몇 번이나 되풀이하였다.

그 결과 성대의 기능이 손상되어 교원으로서 필설로 다하기 어려운 고통을 10년 가까이에 걸쳐서 경험하게 되었다. 이 때는 인생의 중대한 위기에 있었던 셈이지만, 주위의 걱정은 아랑곳 없이 스스로 적절한 대처를 하지 못하고 그대로 떠내려 갔다.

당시 나는 이미 34세가 되어 있었는데, 이 연령까지에 여러 가지 병을 경험하였다. 충수염에서 오는 복막염, 복막염의 재발, 폐렴, 약제성의 간기능장애, 용련균(溶連菌 : 감염증을 일으키는 세균의 일종) 감염증, 오른쪽 발목의 복합골절 등 심한 병만 거명해도 이 정도

이므로 일상적인 신체의 불순은 말하자면 당연한 일이었다. 지친 몸을 이끌고 학교에 가, 해야 할 일을 어떻게든 해치운다고 하는 상태였다. 처, 나, 조모 중 한 사람이 보육원으로 두 명의 아이를 데리러 갔었다.

그렇게 하여 집에 돌아와도 육아가 가장 중요한 때였으므로 가정일이 여러 가지로 있었다.

■ 코오다 선생과의 만남 및 첫 번째의 입원체험 전후의 모양

팔방이 막힌 가운데서 1993년 7월 12일 불가사의한 인연이 있었든지 코오다 선생에게 초진을 받는다고 하는 행운을 얻었다. 당시 난 41세였다. 신장이 나쁘다는 것, 피로하기 쉬운 몸이라는 것, 목이 당하고 있다는 것 등의 이야기가 있은 후, 착실히 요양하면 몰라볼 정도로 건강하게 된다고 희망을 주었다.

당장 그 날부터 9월 27일의 입원 때까지 집에서 그의 지시대로 식사와 운동에 힘썼다. 체중은 44kg까지 빠졌지만, 컨디션은 일찍이 경험한 일이 없었던 정도로 좋아지고 기분도 상쾌하게 되었다. 식사를 줄이고 있는데도 변의 양은 증가하였다. 그 사이에 시궁창같은 구린내 나는 변이 한꺼번에 많이 나오기 시작했다. 소위 숙변이었다.

첫 번째의 입원생활은 매일 머리와 몸을 통한 학습이었다. 니시(西式)의 체조와 6대법칙에 바탕을 둔 생활, 5부죽과 생야채 이상즙(泥狀汁)만의 식사, 3일간의 장국단식을 3회, 70일간의 입원생활에서 체중은 퇴원시에는 37kg까지 줄어 들었지만, 앞으로 체질이 좋아진다고 하는 선생의 말을 믿고 퇴원했다.

　12월 8일부터 9월 신학기 사이에 자택요양으로 바뀌어 식사도 체조도 선생이 지시한 대로의 요법에 전념할 수가 있었다. 덕분에 길었던 터널도 빠져 나와 전방에 빛이 보였다.

　1994년 7월 초진으로부터 1년 사이에 어떻게 신체와 마음이 바뀌어져 왔는가를 정리해 두었으므로, 참고삼아 아래에 그 일부를 인용해 둔다.

ㄱ. 마음의 변화
- 사람과 만나서 이야기하는 것이 긴장과 피로보다도 즐겁고 충실한 이미지로 포착되는 일이 많아지게 되었다.
- 사소한 일에도 화를 잘 내는 일이 꽤 경감되었다.
- 명랑해지게 되었다.
- 사물을 플러스 이미지로 수용하는 일이 많아졌다.

ㄴ. 신체의 변화
- 아침에 납처럼 몸이 무겁고 졸려서 일어날 수 없는 몸이 상쾌한 기분으로 잠이 깨게 되었다.
- 불면이 완전히 가셔지고 조조에 확 잠이 깨게 되었다. 목침과 평상에 익숙해지게 되었다.
- 언제나 느끼고 있었던 대단한 피로, 나른함이 사라졌다.
- 자세, 체격, 몸의 동작 등에서 병자가 풍기는 냄새가 사라졌다.
- 몸이 가벼워지고, 일의 능률이 각별히 좋아지게 되는 것을 실감할 수 있었다.

- 얼굴 표정에 생기가 나타났다.

ㄷ. 눈·코·귀·목의 변화
- 편도선의 부종이 작은 매실 크기에서 대두콩 크기가 되고, 쌀알과 같이 되어 사라져 갔다.
- 치석이 붙지 않게 되고, 충치도 생기기 어렵게 되었다.
- 코막힘, 눈의 가려움, 눈꼽, 광선 과민, 눈꺼풀의 경련 등이 거의 없어졌다.
- 성대의 상태도 좋아졌다. 금후 피로하기 어려운 보통의 강인성을 가진 발성기관을 획득할 기능성도 보이게 되었다.
- 기억력이나 독서능력, 컴퓨터나 자동차의 운전기능 등 여러 가지의 능력이 이전보다 더 향상되었다.
- 알레르기에서 오는 증상에 대단히 효과가 있었다고 생각된다.

ㄹ. 수족과 체구의 변화
- 손발가락 끝에 잘 생겼던 생염증이나 상처의 화농, 눈다래끼 등이 생기지 않고, 화농하는 일이 완전히 없어졌다.
- 몸 속의 세균류와 무슨 관계가 있다고 하는 20수년에 걸친 손바닥·발바닥의 농포증(膿疱症 : 수포〈水疱〉가 화농하고 딱지가 생기는 피부병의 일종)이 거의 사라져 버렸다. 목의 염증과의 관련성도 지적되어 있는 모양이다.
- 등줄기의 아픔, 늑간신경통 등이 사라졌다.
- 치질이 완전히 나았다.
- 무서운 꿈, 도한 등이 완전히 없어졌다.

■ 직장과 코오다요법

직장 복귀의 날이 다가왔다. 일을 하면서 어떻게 하여 이 요법을 생활 속에 살려가는가. 이것이 될 수 있어야만 지금까지 노력해 온 것이 정말로 결실을 맺는데, 이것이 매우 큰 일인 것이다. 첫 번째의 입원 후 긴 1년간이라고 하는 병가를 보내고 직장에 복귀한 나는 상당한 각오를 가지고 직업생활에 들어갔다. 아침 5시에 기상하여 금붕어운동, 합장합척, 모관운동을 끝내고 6시부터 녹즙을 만들기 시작했다. 아침 준비를 끝내고 7시 전후에 출근, 전차에 흔들리면서 신문을 대충 훑어보는 여유도 생겼다. 같은 샐러리맨 승객들이 눈을 감고 피로를 풍기면서 전차에 흔들리고 있는 것과는 조금 달랐다.

30분 일찍 출근하여 물을 끓여서 감잎차를 만들고, 식사는 현미와 두부 찬을 넣은 도시락으로 여름이든 겨울이든 이것을 가지고 다녔다. 학교의 업무도 동료들의 이해로 어떻게든 해 나갈 수 있었다.

일이 끝나면 두부를 사고, 집으로 서둘러 가서, 야오녹즙회에서 보내온 신선하고 안전한 야채로 아침과 마찬가지로 녹즙을 만들었다. 체조를 하고, 처가 가족의 식사를 만드는 동안, 시간이 있으면 석간을 읽고 TV의 뉴스프로그램을 보는 날도 있었다.

저녁식사는 점심과 똑같았지만, 야채나 과실, 깨전병 등에 손을 대는 일이 일상화해 있었던 것 같다. 그래도 어떻게든 소식이나 약간 더 먹는 식사로 끝내고, 가지고 온 일을 해치우고, 냉온욕, 풍욕 그리고 각반을 하고 취침하는 생활사이클로 시작되었다.

그러나 이것을 기본으로 하면서도 현실적으로는 여기에 여러 가지의 요소가 가미되어서 이대로는 할 수 없는 날도 많아지고, 몇 가지가 빠지거나 그다지 할 수 없는 날도 많아지기 시작했다. 일을 마친 후 귀가길에 다방에 들려 잠깐 쉬는 일이 습관화되었고 기호품으로서 커피를 즐기게 되었다. 식사면에서도 약간의 난조가 일상화되었다.

그러나 다음의 것만은 요 5년간 빠뜨리지 않고 매일 계속할 수 있었다.

- 현미 · 두부의 도시락
- 저녁식사로 현미 · 두부메뉴와 완전채식
- 냉온욕(18도 · 42도)

덕분으로 코오다 선생에게서 가르침을 받은 전과 후에서는 극적으로 건강상태가 달라지게 되었다. 직장의 상사나 동료들도 이구동성으로 건강하게 되어온 것을 알아 주게 되었다. 주 1회의 1일단식을 어떻게든 중단하지 않고 계속해 온 것도 회복에 유효하게 작용했다고 생각한다. 일요일에 선생의 이야기를 듣고 나사를 다시 죄서 다시 새 주를 맞이하게 된 것도 좋았다고 생각한다.

그렇게 되니, 감기에 걸려도 약에 의존하지 않아도 낫게 되고, 차차로 목이 쉰 것도 가벼워졌다. 성공체험을 거듭해 가는 사이에 차차로 자신이 생겨 직장에서도 책임이 큰 분야를 맡게 되었다.

첫 번째의 입원으로부터 4년이 경과해 있었다. 그러나 교육을 둘러싼 엄한 사회적 정세는 우리 학교에도 예외는 아니고, 일의 양이나 밀도의 무한정으로도 보이는 증가는 심신이 다같이 나의 역량을 상회해 갔다. 불면도 다시 시작되고, 건강상태의 악화는 감지하고 있었지만, 어떻게든 극복해 내리라고 여느 때처럼 느슨한 희망적인 판단을 하고 있었다. 적신호가 점멸하고 있었는데… 그러한 가운데서 학년 말을 며칠 후에 두고 피로도 최고점에 이르게 되자 또다시 목소리가 나오지 않게 되었다.

▣ CFS 건강합숙의 성과

5월 1일, 입원하자마자 진흙같은 구린 숙변이 나오기 시작하고, 단식에 들어가니 대패밥같은 많은 변이 쏟아져 나왔다. 그에 따라 몸이 가벼워지고 운동능력이 높아져 갔다. 전반적으로 건강상태도 좋아지고 지적 능력도 향상해 오는 것을 스스로도 잘 알 수 있었다.

입원하여 1개월 정도 지난 무렵부터 아침에 눈이 확 뜨이고, 쾌변이 나오는 하루가 시작되고, 기분 좋게 하루가 끝나는 지난번 입원시의 끝날 무렵과 같은 라이프패턴이 되었다. 조조부터 니시(西式)의 건강체조를 수월하게 해낼 수 있게 되고, 독서의 양도 늘고, 컴퓨터의 조작능력도 레벨업이라고 하는 선물까지 덤으로 얻었다. 그 밖에 건강이나 장래에 대한 불안감이 없어지고 낙천적으로 되어갔다. 즉, 이것은 만성피로증후군이 나았다고 하는 것이다. 또한 이번의 합숙입원을 통하여 지금까지 호되게 고생해 온 입원환자들이 극적으로 호전되어 가는 모습을 내 눈으로 확인할 기회를 얻었다.

종합적으로 인간의 면역력에 작용하여 생명의 섬광을 끄집어 내는 이 건강법의 훌륭함에 새삼 감탄한 것은 말할 나위도 없다.

■ 퇴원 후의 요양방침

퇴원 후에는 입원 전과 비교하여 계속할 수 있는 일을 하나라도 좋으므로 늘려 나가려고 생각하고 있다.

이번의 입원에서 확실하게 안 것은 발의 고장을 고치지 않으면 목과 신장이 좋아지지 않는다는 것, 모관운동과 각반요법(「지긋지긋한 아토피 니시건강법으로 치료한다」(도서출판 형설) 참조)이 이 치료법이라고 하는 것이다. 아침에 자력으로 하는 모관운동과 밤에 기계로 하는 모관운동, 1일 1회의 각반요법, 이들 요법을 짜넣은 생활리듬에 익숙해지는 것과 이를 습관화되게 하는 것이라고 알았다.

또한 목이나 신장을 아프게 하지 않게 하기 위해서는 감기에 걸리지 않는 신체가 될 것, 그를 위해서 냉온욕, 풍욕이 유효하다. 일상생활에서 고생하지 않을 정도의 체력을 붙일 것, 즉 합장합척, 금붕어운동으로 족각·체구의 근육·뼈·관절을 튼튼하게 하는 것이다.

음식물을 잘 골라서 몸을 양생할 것, 즉 현미·두부·소식, 생식, 전체식, 천연물을 천연 그대로 먹을 것, 채식으로 일관할 것 등, 코오다 의원에서 가르침을 받은 식사로 언제나 돌아가는 일이다. 입원 중 제창하고 있었던 오관의 게(五觀의 偈)[2]의 정신을 잊지 않는 일이다.

이들을 잘 해 나가기 위해서도 마음의 평안을 언제나 얻을 수 있도록 사물에 구애되지 않는 유순하며 유연한 수용자세에 주의하려고 생각한다. 나의 마음의 버릇인 강박적인 생각이 나타나 있지 않는가

---

[2] 선종(禪宗) 등의 사찰에서 식사 전에 제창하고 있는 식사에 임하여 일으켜야 할 다섯 가지의 염원)

때때로 되돌아보고 정신위생에도 마음을 쓸 수 있는 여유 있는 프로그램을 짜는 데에 익숙해 가도록 해야 할 것이다.

이런 많은 일을 배우며 생각하게 한 이번의 입원은 나에게 있어서 참으로 의의가 있었다. 병 고치기는 말할 것도 없거니와, 인생을 되돌아보는 기회를 얻었다고 생각하고 있다.

마지막으로 구체적인 방향을 교시하고, 따뜻하고 정확하게 치료를 해 주신 코오다 선생, 여러 가지로 마음을 써서 받들고 있는 병원의 종사자들, 따뜻하게 도와 주었던 입원 중의 동료들, 헌신적으로 가르쳐 준 야마다 선생과 나카니시 선생을 위시한 훌륭한 선배들, 정말로 고마웠습니다.

T·Y 씨에 대한 코멘트

T·Y 선생은 이번의 CFS 건강학습 참가자들의 반장을 담당했다. 그 때문에 자기의 건강만이 아니고 반원 전체의 안부까지도 마음을 쓰게 되어 정신적인 부담도 컸을 것이라고 생각한다.

그러나 학교의 교직에 오랫동안 있었던 경험을 살려 반원 한 사람 한 사람의 상태를 정확하게 파악하여 반 전체의 분위기를 능숙하게 조정하고 건강합숙을 훌륭하게 성공으로 지도한 공적은 높이 평가하여 마땅하다 하겠다.

개인적으로는 T·Y 씨는 이미 과거에 코오다 의원에서의 입원체험을 갖고 있으며, 이 건강법에 대한 절대적인 자신이 있고, 양생법의 대처에도 여유가 보였던 것이다. 따라서 그 효과도 확실히 올라, 건강합숙이 끝날 무렵에는 전혀 딴사람처럼 건강을 되찾아 있었다.

그 사이에 건강합숙 참가자들의 체험발표라든가 대학병원 선생들의 의뢰나 연락 등의 잡무도 겹쳐서 일과 이외의 심로도 있었지만, 그것도 잘 극복해 나간 것을 감사하고 있다.

금후는 이 합숙의 성과를 한 권의 책에 정리하여 출판하는 일에도 진력해 주는 것은 대단히 고마운 일로, 반원 여러분을 대신하여 깊이 감사드리는 바이다.

T·Y 씨(여성 48세)

나는 1950년 에히메현의 서남부 우와지마시 근교의 마을에서 4남매의 장녀로서 태어났다. 자연환경이 좋은 기후온난한 지방이었으며, 지금으로부터 반 세기 가까이나 되는 옛날 일이므로 공해도 아주 없으며, 현재 특히 도시인들을 괴롭히고 있는 공기나 물, 식품의 오염 등에 해를 입는 일이 없이 자랐다.

그러나 체격은 큰 데 비하여 스태미나 부족으로 피로하기 쉽고, 또한 아침에 잠에서 깨는 것과 밤에 잠 드는 것이 힘들었던 것으로 보아 나쁜 체질이었다고 생각한다. 큰 병을 앓지는 않았지만 허약했다. 그래도 성장과 더불어 조금씩 좋아지고, 사춘기의 무렵부터는 병과는 인연이 없게 되어 있었다.

그러나 때마침 일본은 고도경제성장기로 여러 가지의 새로운 음식물이 잇따라 넘쳐 나오게 되고, 아이 때부터 동경하고 있었던 단과자류를 과식하게 되었다. 이 시기부터 잘못된 식생활이 시작된 셈이다. 젊음에 맡겨 몸 같은 건 조금도 생각하지 않았다, 지금 생각하면 소름이 끼칠 듯한 식사내용의 나날이었다.

그러한 사정으로 지금으로부터 20년 전 27살 때 둘째 아이를 출산한 직후부터 완전히 몸을 망쳐 유선염이나 신우염 등 고열의 감염증이 잇따라 걸리고, 신우염은 심하여 십 수회나 되풀이하고, 치료도 시원치 않아 신우신염이 되었다. 그 이후 본래의 몸으로 되돌아오지 않은 채 마침내 자리에 눕거나 일어나거나 하는 나날이 되었다.

아이는 어리고, 상황이 허용치 않으므로 아무래도 가사, 육아 등 무리하여 일하고 있는 사이에 만성피로증후군에 걸렸다. 산후 몇 년 지나서의 일이었다(당시는 이 병은 일반세간에는 잘 알려져 있지 않았다). 그 때부터 단 한 번도 건강한 날을 되돌리지 못하고 여기 저기의 병원이나 민간요법을 시도하면서도 업·다운을 되풀이하고, 거의 누워 있기만 하는 생활을 합치면 15년은 된다고 생각한다.

병 그 자체의 고통에 더하여 부모로서의 책임을 다하지 못하고, 또한 주부로서 가사도 뜻대로 하지 못하고 가족의 무거운 짐이 되어 있는 듯했으며, 살아있는 것이 고통스러운 나날이었다. 난치병으로 고생하고 있는 사람들은 다 그럴지도 모르지만, 진심으로 즐거운 날이란 건 하루도 없었다. 생각해 내는 것도 견디기 어려운 악몽과 같은 나날로 남편도 큰 일이었을 것이라고 생각한다.

만성피로증후군이라고 하는 병이 된 원인이 무엇인지는 모르지만,

나에게는 어쩔 수 없는 요인도 있었다. 그러나 식생활만은 스스로 저지른 나쁜 결과라고 말할 수 있을까. 참으로 어리석은 일을 되풀이하고 있었다고 생각한다.

코오다 선생의 치료에 대한 행운의 만남은 8개월 정도 전이다. 그것은 식생활을 개선하고 다른 치료에도 힘을 쓴 결과 잘 일어나지 못하는 상태는 벗어나 있었던 때였지만, 이번의 합숙에도 참가하고 있는 친구로부터 가르침을 받았던 때였다. 처음에는 반신반의하였지만, 조금이라도 수월하게 되고 싶은 심정에서, 또한 가족에게도 이 이상 폐를 끼칠 수는 없으므로 실행해 보기로 했다.

코오다 선생의 책을 읽으면서 격려와 힘을 얻고, 현미밥을 짓고 채식으로 하여 1일 1,200kcal의 소식으로 하고, 냉온욕, 서식의 체조, 주 1회의 단식과 같이 필사의 생각으로 버티어 봤다. 최초의 며칠간은 현미밥을 씹는데 힘이 쇠진될 정도였으며, 4, 5일간은 두통과 턱의 아픔으로 자리에 누워버릴 정도였다.

또한 시작한 것이 겨울이었으므로 냉온욕은 상당히 힘들었다. 풍욕도 처음은 10분밖에 할 수 없었다. 머리가 어지러워지고 마비되어서 그 이상은 무리였던 것이다. 그러나 확실한 반응은 처음부터 느꼈다. 오랫동안 수많은 요법을 시도하고 있었으므로 그 효과는 본인이 가장 잘 안다. 약간의 치료나 약으로는 뜨거워진 돌에 물붓기의 감이 있었으므로, 집중치료라고도 말할 수 있는 이 요법에는 납득이 갔다.

덕분으로 며칠 사이에 불면도 낫기 시작하고, 전신이 전에 단 한 번도 없었던 정도로 가벼워지고 기분도 좋아지게 되었다. 이제 꿈과 같은 기분이었다.

초진은 1998년 3월 말로, '낫습니다. 그러나 부인은 대식이었구먼, 끝이 없었구먼'이라고 코오다 선생은 말했다. 또한 이번의 건강합숙 입원 중의 진찰에서도 '그러나 대식이었구먼'이라고 줄곧 되풀이했다. 코오다 의원에의 입원은 2, 3년 기다리지 않으면 안 된다고 듣고 있었지만, 초진 후 반 년도 못되어서 만성피로증후군의 합숙이 있어, 그것에 참가할 수 있게 된 것은 정말로 고마운 일이었다.

입원당초는 병의 반응이 강하게 나타나 두통이나 토기가 심하다든지, 얼굴이 부어서 빨게진다든지, 계단의 오르내림도 난간에 의지한 채로 아주 비틀거리는 상태였다. 그 때문에 걸어서 몇 분 안 걸리는 가까운 가게에도 장보러 갈 수 없었다.

그러나 1개월이 지난 무렵부터 반응도 진정되고, 2개월이 지난 무렵부터 건강상태는 계속 좋아져 갔다. 2개월 반이 지난 지금은 20년 전으로 되돌아온 것 같은 기분이다. 체내의 노폐물이나 독소라고 할까, 피로물질이 계속 배출되서 몸 전체가 시원한 것을 실감할 수 있었다.

입원당초는 선생이 처방해 준 양생법의 기준량도 좀처럼 다하지 못하고, 풍욕법 1일 3회를 2회 하는 것이 겨우였지만, 풍욕의 효과를 입원 중의 환자들로부터 구체적으로 듣고부터는 하루 적어도 5회, 많을 때는 10회나 해 보았다. 그것도 큰 효과를 본 것 같다.

시코쿠에서 집을 멀리 떠나서 오사카에서 입원생활을 보내는 데는 불안이나 외로움도 있어 결심이 필요했지만, 합숙입원한 것은 정말로 좋았다고 생각한다. 실제적으로 많은 가르침을 받고 배울 수가 있었다.

생각하면 전신의 무서운 듯한 피로, 심한 탄력감, 등이나 허리 등의 욱식욱신하는 불쾌한 아픔, 우울감, 어깨의 결림, 등줄기의 아픔, 관절의 아픔, 며칠이나 잘 수 없다고 하는 불면 등등, 살아 있어도 어쩔 수도 없는 그저 숨만 쉬고 있는 것 같은 비참한 생활이 지금은 과거의 유물로 되어 가고 있다.

지금의 건강상태는 바로 8개월 정도 전까지 계속되고 있었던 기나긴 터널을 생각하면 꿈만 같았으며, 큰 희망을 가질 수가 있었다. 퇴원 후에는 적어도 현상태를 유지하고 싶은 심정이다. 선생이 말한 것처럼 '병 고치기는 버릇 고치기'라고 통감하고 있으므로, 퇴원 후에도 자기역량의 범위 내에서 할 수 있는 것을 확실히 행하여 이 요법을 계속해 가려고 마음에 맹세하고 있다.

마지막으로 입원 중 여러분에게 많은 신세를 진 데 대하여 새삼스럽게 깊이 인사드리는 바이다.

후일의 소식

더위가 남아 있는 요즈음 문안드립니다.

금년의 여름은 특별히 더웠는데, 코오다 선생님은 그 후에도 변함없이 잘 지내고 계시는지요. 매일 분주한 날들을 보내고 계시리라 생각합니다. 입원 중에는 대단히 신세를 졌습니다. 세월은 빨라 퇴원하여 1개월 10일 정도가 지나 갔습니다.

덕택으로 경과는 양호하며, 오랫동안 제대로 할 수 없었던 주부의 일도 열심히 할 수가 있고 길고 길었던 병고로부터의 해방을 진심으로 감상하고 있습니다. 이것도 오로지 코오다 선생님의 덕택이라고 깊이 감사하고 있습니다. 정말로 고마웠습니다. 이제 두 번 다시 그와 같은 만성피로병의 고통스러운 비참한 울분의 나날로 되돌아가고 싶지 않으므로, 선생님에게서 받은 양생법으로 힘껏 버티며 메뉴를 잘 다루고 있습니다. 풍욕과 모관, 각반은 2배 혹은 3배로 할 수 있는 날도 있습니다. 냉온욕도 8월 중에는 1일에 2회 할 수가 있었습니다.

건강상태에 따라 다른 체조는 목표에 달하지 않는 일도 있지만, 이들을 전부 마스터할 수 있을 무렵에는 더욱더 건강이 회복되어 있으리라고 생각합니다. 식사도 아침은 현미분말, 저녁은 현미로 하고 있습니다. 단것은 흰설탕을 피하려고 조심하면서 조금만 취하는 정도로, 제 역량의 범위에서 버티고 있다고 생각하고 있습니다. 입원 중에는 44kg까지 떨어졌던 체중이었지만, 퇴원 전의 식사로 47kg 정도로 되어 있었으므로, 요 1개월 남짓으로 1kg 정도 증가해 48kg입니다. 친족이나 지인들로부터도 피부가 고와졌다, 젊어졌다는 말을 듣고 있습니다. 스마트하게 되었으므로 양복도 맞게 되어 사치도 조금은 즐길 수가 있게 되었습니다.

요법에 대해서는 여러 사람들로부터 질문을 받으므로 선생님의 치료법에 대하여 설명하는 기회도 자주 있습니다. 히로시마에 있는 여동생도 해마다 귀성하는데, 건강한 제 모습에 놀라서 가족 전부가 현미식으로 하겠다고 말하고 있었습니다. 저의 쪽의 친족들도 녹즙을 만들어서 먹고 있습니다. 농촌이므로 야초 등을 섞어서 변화를 즐길 수도 있습니다. '배고파, 배고파로 이번 가을·겨울을 지내고 내년 봄에 한 번 더 입원하면 쾌청하게 돼'라고 말씀하신 선생님의 말씀은 나태해지려 할 때 큰 격려와 힘이 되었습니다. 또한 선생님은 '전탁(全託)[3]'과 '기도'의 필요성을 몇 번이나 가르쳐 주었습니다.

  부끄러운 일이나 저도 성서를 신봉하고 있는 한 사람으로서 '무슨 일이든 고민해서는 안 된다. 그저 매사에 기도와 기원을 하고 감사를 드리면서 여러분의 청원을 하나님이 알아 주시도록 하세요. 그렇게 하면 일체의 생각보다 나은 하나님의 평화가 여러분의 마음과 지력을 그리스도 예수님이 지켜 주십니다'고 쓰여진 빌립보서의 부분을 상기하여, 할 수 있는 일을 한 다음은 모든 것을 하나님에게 맡기고, 뒤는 기도를 함으로써 심신이 수호되어 가는 것을 실감하고 있습니다. 선생님이 말씀하신 대로입니다. 11월의 동창회를 고대하고 있습니다. 선생님도 바쁘신 몸이므로 건강에 주의해 주십시오.

---

3) 영양학도 중요하지만, 그것을 대충 익히고, 자기에게는 어떠한 식품이 좋고 어느만큼 먹으면 좋은가 하는 것을 알게 되면, 그 후는 식사 담당자에게 일단 잘 이야기하고, 그 후로 모든 것을 맡기고 눈 앞에 놓여진 밥상에 대해서는 영양학적으로 일일이 따지지 말고 마음으로부터 감사하며 수저를 드는 일

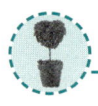 T·Y 씨에 대한 코멘트

CFS의 고통스러운 증상으로 몹시 고생해 왔다고 하는 사람들도 적지 않지만, T·Y 씨처럼 십 수년에 걸쳐서 그것이 계속되었다고 하는 것은 그다지 예가 없는 것같이 생각된다. 그러니 만큼 지금까지 실로 가지가지의 요법을 받아 온 것이다. 현대의학의 치료법은 물론, 동양의학적인 치료, 즉 한방이나 침구 등도 몇 번이나 시도하고, 그 위에 또한 각종의 민간요법에도 관심을 갖고 실행해 온 것이다.

그러나 그들 전부가 실패로 끝나 있으므로, 이미 장래에 대한 희망도 잃어가고 있었다는 것이 실상이었던 모양이다.

그 T·Y 씨가 입원하러 왔을 때의 진찰에서, 얼굴이 이상하게 붓고 복부의 팽만이 심하게 인정되었던 일이 지금도 필자의 뇌리에 뚜렷이 남아 있다.

이것은 매우 귀찮은 일이 되는 것이 아닌가 하고 직관했는데, 예상했던 대로 현미죽을 먹으니 위부의 동통과 메스꺼움이 나타나 먹을 수 없다는 것이었다. 그 때문에 다른 합숙참가자들보다는 신중하게 이 요법을 시행해 가기로 한 것이다.

그 보람이 있어서 여러 가지로 많이 나타났었던 증상도 나날이 경쾌해져서 1개월을 지날 무렵에는 벌써 딴사람처럼 건강한 모습으로 바뀌어가고 있었다. 이렇게 하여 2개월 남짓한 단기간에 십 수 년간이나 계속되어 온 귀찮은 CFS의 증상이 하나씩 하나씩 사라져 가 완전히 새로 태어난 것처럼 건강한 T·Y 씨가 되어버린 것이 아니겠는가.

인생의 전도에 큰 희망의 빛이 나타나게 된 것이다. 지금까지 비관해 온 과거와 분명히 작별하고, 앞으로 어떻게 하여 자기의 장래를 개척해 갈까 하는 즐거운 계획으로 매일이 '행복이 가득 찬' 입원생활이 되어 있었다.

 이렇게 하여 흔희작약하며 퇴원한 것인데, 귀가 후에도 더욱더 건강하게 되어서 일상생활을 즐겁게 보내고 있다는 편지를 받게 되니, 필자에게 있어서 이처럼 반가운 일은 없다.

 T · Y 씨는 1999년 5, 6월에 예정하고 있는 제2회의 건강합숙에도 반드시 참가하겠다고 하는데, 그 때는 이 건강법의 실천에서는 대선배로서 같은 합숙참가자들에게 있어서 든든한 존재가 될 것이라고 큰 기대를 걸고 있는 바이다.

N · M 씨(남성 38세)

■ 나의 생장

나는 1960년 나가사키현에서 태어났다. 양친과 누이의 4인가족이었는데, 누이와는 아홉살이나 차이가 있었기 때문에 거의 외동처럼 자랐다. 양친이 맞벌이기 때문에 어릴 때는 지인댁에 도시락 지참으로 위탁되어 있었던 듯하며, 보육원이나 초등학교에 가게 되니, 귀가하면 언제나 외톨이로 과자나 주스를 먹고 텔레비전을 보며 매일 지냈다. 그리고 어머니가 직장에서 돌아올 때에는 아이스크림이나 과자, 빵을 사오므로, 또 그것을 먹고 저녁은 그다지 먹지 못하는 '소식'의 아이였다.

 또한 인스턴트식품이나 화학조미료에도 전혀 마음에 꺼리지 않는 어머니었으므로 그러한 것이 몸에 해롭다고는 꿈에도 생각하지 않은 채 제멋대로 성장해 갔다. 그 때문인지 초등학교 2학년 때에는 벌써 눈이 나빠져서 안경을 끼게 되었고, 그 해의 가을에는 이미 신장이 나빠져서 4개월간 입원하는 처지가 되었다.

온몸이 빵빵 부어서 침대에서 내려오는 것도 허용되지 않는 상태이고, 그 위에 염분 제로의 식사는 당근이나 감자 데친 것을 아무 것도 무치지 않고 먹지 않으면 안 되고, 백미밥도 그 위에 뿌려서 먹는 양념이나 저린 야채 등도 일체 없었다. 그러한 식사에 비하면 현미 5부죽의 코오다 의원에서의 식사는 훨씬 맛좋은 것이었다고 생각한다.

퇴원하던 날에 먹었던 카레라이스는 얼마나 맛좋은 것이었던가. 지금도 뇌리에 박혀서 떨어지지 않는다.

그런데 그 후는 2, 3년은 건강하게 보낼 수 있었지만, 식생활쪽은 여전하고, 거기다 밤샘버릇까지 붙게 되어 차차 아침에도 일어날 수 없고, 감기에도 약하고, 늘 권태감에 시달리는 몸이 되어 갔다. 게다가 아침에 일어나면 코피가 똑똑 흐르고, 눈에는 눈다래끼가 생겨 있었다.

고등학교에 들어가서는 클럽활동에서 기계체조를 시작했다. 클럽활동 자체는 대단히 좋아했지만, 나에게는 연습이 꽤 고되어 자주 보건실에서 쉬곤 했었다. 어떻게 해서든지 연습에 따라가려고 영양드링크나 비타민제를 상용하게 되었다.

▪ 발병 경과

고등학교를 졸업하고는 거주지의 농협에 취직하여 보건사무를 맡고 있었다. 본 사무 외에 권유나 교통사고의 화의교섭 등도 해야 하는 꽤 스트레스를 느끼는 일이었다.

또한 음주의 기회가 대단히 많은 직장이었고, 그 외에 청년단활동이나 소방단 등에도 참가하고 있었으므로, 매일 밤 술을 마시고, 집에 있는 일은 거의 없었다.

이와 같은 엉터리생활이 계속된 결과, 21살 때 전립선염을 앓고 오줌이 나오지 않게 되었다. 배뇨시에는 30분 정도 걸려서 찔끔찔끔 내지 않으면 안 되고, 그래도 잔뇨감이 있어 곧 다시 화장실로 달려 들어가는 상태였다. 그리고 그것은 차차로 만성화되어 몸 상태도 나빠지고 변비도 계속하게 되었다. 더욱이 술을 마신다든지 기름진 것을 먹으면 우측의 옆구리가 아프고, 식후 2, 3시간은 몸이 나른하여 움직일 수 없고, 간장이라도 나쁜가 생각하여 병원에 가지만, 이 때에도 아무런 이상도 발견하지 못했다.

그리고 25살경이었다고 생각하는데, 가을의 배구연습 중 우측발목에 심한 염좌를 입었다. 발목이 통통 부어오르고 내출혈까지 했는데, 그 후에도 여러 번 운동할 때마다 같은 발목을 되풀이 하여 삐고 있었다. 그로부터 반 년 후인가 1년 반 후에 때때로 미열을 느끼게 되었다.

일이 가장 바쁜 때인데, 매일 밤 늦게까지 잔업이 계속되므로 컨디션도 좋지 않고, 그러한 때에 나쁜 일은 겹친다는 식으로 어떤 볼런티어활동에 참가 중 경부를 강타 당해서 경련을 일으켜 쓰러지고, 심한 목디스크증이 되었다. 1987년 7월의 일이었다.

그 후로는 건강상태가 급격히 악화되어 열이 38도까지 오르고, 그것이 2개월 이상이나 계속되었다. 심한 피로감에 두통, 머리의 어지러움, 근육통에 관절통, 목소리 내기 어려움, 과민증에 불면증 등등 여러 가지의 증상이 나타나서 무엇이 무엇인지 자신도 잘 알 수 없었다.

3개월 정도 지나니 열도 37~37.5도의 미열이 되고, 다른 증상도 전처럼 심하지는 않고, 어떻게든 일을 해내고 있었는데, 1년 반 후 이번에는 오른쪽 귀가 갑자기 들리지 않게 되었다. 돌연성 난청이라고 하는 병인 모양인데, 동시에 평형감각도 잃고 똑바로 걷지 못하는 상태로, 눈을 감으면 갑자기 쓰러져버렸다.

다행히 평형감각은 한쪽 귀로도 익숙해지게 되면 문제는 없지만, 청력과 이명은 3개월간 치료를 받아도 낫지 않았다. 이 일이 정신적으로 심한 쇼크가 되어 완전한 우울병상태가 되었다.

아침에 직장에 가는 것이 무서워서 견딜 수 없고, 발광할 것 같이 되어 무의식 중에 큰소리로 고함을 지르고 있었다. 그리고 어느 날 마침내 꾀병을 가장하여 직장을 쉬고 집을 나갔다. 정신과에 갈 작정이었다. 그러나 아무래도 용기가 나지 않아 대신에 보건소의 고민상담소를 찾아가 정신안정제를 받고 돌아왔다. 앉아 있으면서 공연히 무릎을 덜덜 떠는 일이 계속되고, 근근히 결혼이 성사되어 가고 있었던 처에게도 괴로움을 주게 되었다.

책을 읽으니 최악의 상태는 1개월 정도 있으면 진정된다고 쓰여져 있었으므로 그저 오직 때가 지나는 것을 기다릴 뿐이었다. 그리고 1

개월이 지나고 나서 최악의 상태는 어떻게든 벗어날 수가 있었으며, 2개월이 지날 무렵에는 조금 안정을 되찾을 수가 있었다.

그로부터 3년 정도 지나서 경리를 담당하게 되고부터 눈을 혹사하게 되어 눈에 이상을 느끼기 시작했다. 두통이나 구토끼가 심하고 눈이 아프고 글자도 뒤틀려 보이게 되었다.

조사를 하니 망막의 황반부(黃班部 : 망막의 중앙부에 있는 누르스름한 부분)라고 하는 곳이 출혈하고 있다는 것이었다. 그 후 10회 정도 이런 출혈을 되풀이하는데, 그 때마다 몇 주간 안정을 취하고 있지 않으면 안 되고, 이제 사무도 볼 수 없게 되어 일단은 퇴직을 결심했지만, 상사나 동료들의 온정과 조력으로 특별한 진단서도 제출할 수 없는 내가 휴직이라는 길을 택하여 치료에 전념할 수 있게 되었다. 이 때의 상사·동료들의 따뜻한 마음에는 지금도 감사의 마음으로 가득하다.

◼ 치료경과

1993년 4월부터 휴직기간에 들어갔다. 그리고 어떠한 치료를 받으면 좋을까 갈피를 못 잡고 헤매고 있었을 때, 우연히 들린 도서관에서 코오다 선생의 책을 발견했다.

읽고나서 금시에 눈에서 가시가 쏙 빠지는 느낌이었다. 나와 같은 병자들이 다른 데도 있고, 코오다 의원에서는 이전부터 그러한 사람들의 치료를 행하고 있으며, 게다가 반드시 낫는다고 쓰여져 있는 것이 아닌가.

곧 코오다 의원에 연락을 취했지만, 다음의 예약은 3개월 후, 그것도 3개월 후에 예약을 신청하였던 바 실제의 진찰일은 또 다시 3개월 후라는 것이었다. 즉, 지금부터 6개월 후라는 것이다. 다행히 나에게는 시간만은 충분히 있었으므로 즉시 그 6개월간 이 코오다요법을 해 보려고 결심했다. 1993년 5월의 일이었다.

우선 현미밥을 짓고, 두부를 사고, 녹즙도 만들었다. 얼마 후, 처음엔 현미크림 쪽이 좋을지도 모른다고 생각하여 현미크림으로 바꾸었다. 그 결과 2개월에 10kg 여위었다. 그 때문에 가족들도 꽤 걱정하고 있었다. 그렇지 않아도 상태가 나빠 직장을 쉬고 있는데 당치도 않는 식사요법으로 홀쪽하게 여위어 빠져 버렸으므로 무리도 아니었다.

그러나 내 자신이 몸 상태가 대단히 좋아지게 된 것이 느껴져, '나는 이것으로 낫는다'고 하는 확신같은 것이 솟았다.

그런데 7월 5일부터 심한 피로감에 휩싸여 며칠간 자리에 누워버렸다. 그리고 나온 것이다. 1주간이나 걸쳐서 단단하고 굵은 악취가 나는 진한 녹색을 띤 타르변이 대량으로. 이것이 최초의 숙변 배설이었다고 생각한다. 마그밀이 무엇인지 몰라 복용하고 있지 않았기 때문에 굵은 변으로 항문에서 출혈해 버렸다.

그 후 1개월간은 1주간에 한 번의 1일단식 그리고 다시 3일간 단식과 같이 나아갔다. 과연 그 무렵이 되니 체중도 43kg이 되고 체력이 쇠하여 스스로 이불도 펼 수 없을 때도 있었다. 그러나 몸 상태는 점점 좋아지고 체중도 그 이상은 빠지지 않았다.

그러나 거기까지 와 있었으나 거기에서부터는 실패의 연속이었다.

단것이 터무니없이 먹고 싶어져 그야말로 개구쟁이처럼 밥통에 마구 집어넣게 되었다. 이만큼 잘도 들어가는 것이구나고 생각될 정도로, 지금까지의 자신에게는 생각될 수 없는 양이었다. 그리고는 또다시 후회하여 3일에서 5일간 정도의 단식에 도전했으나 또 다시 실패하여 과식에 빠진다. 그러한 패턴의 되풀이었다.

단식 중에도 여러 가지의 반응이 일어났다. 우선 8월에 행한 최초의 3일간 단식에서는 목소리가 전혀 나오지 않게 되었다. 9월의 단식 시에는 4일째부터 목이 아프기 시작하고, 5일째부터는 오른쪽 발목이 아프기 시작했다. 또한 눈꼽이 대량으로 나왔다. 그 후의 단식에서는 탄력감도 줄고, 꽤 수월하게 할 수 있게 되어 갔다.

실패를 하면서도 어떻게든 6개월이 지나 1993년 12월 17일 코오다 선생의 진찰을 받을 수가 있었다.

나는 요 반 년 간에서 상당히 건강하게 되었다고 하는 생각도 있었으므로 이제 아무렇지도 않다고 말하는 것이 아닐까 하고 내심 조마조마하고 있었는데, 결과는 만성피로증후군, 그 외에 간장도 나쁘다고 하는 것이었다. 겨우 자신에게도 병명이 붙었다고 하는 기쁨과 '반드시 나아요'라고 하는 선생의 이야기에 눈물이 쏟아져 나올 뻔했다.

안도의 한숨을 쉰 나는 '이것이 마지막 식사'라고 생각했는지 교토나 고베를 돌며 맛좋은 음식물 찾아먹기 여행을 했다. 좋아, 다시 처음부터 새로 시작이라고 마음을 바로잡고 소식에 도전하였지만, 역시 의지가 약한 나에게는 좀처럼 생각대로 되지 않았다.

인근의 단식도장에 가서 1주간의 단식을 한 적도 있었다. 효소단식이라고 하여 과실에서 만든 효소를 마시면서 행하는 것인데, 재미있는 일은 이 단식 후 혈액검사를 할 기회가 있었는데 거기서 만성간염이라고 진단이 나온 것이다.

지금까지 한 번도 이상이 없었던 간기능검사에서 이상이 나타나, 코오다 선생이 말하는 '둔중간장(p.192 참조)'이라고 하는 것이 뜻밖에도 증명된 형태가 되었다. 그러나 그 후에도 결과는 마찬가지로 나왔다. 그렇다면 이제 무리한 단식은 하지 않겠다. 소식 하나로 가자고 생각하여 어떻게든 소식에 유의해 왔다.

어떻게든 전과 같은 터무니없는 실패하지 않아도 되게끔은 되어 왔다. 컨디션도 꽤 좋아져서 일도 조금씩 할 수 있게 되었다. 그러나 완전한 코오다요법은 지키지 못하고 다시 단것도 먹고 있었으므로, 한 번 입원하여 완전히 소식이 몸에 배어서 빨리 병의 뿌리를 끊어버리려고 생각하여 입원을 하게 되었다.

▣ 첫 번째 입원

1996년 1월 6일부터 2월 24일까지 46일간의 입원이었다. 그 사이에 3일간의 장국단식을 3회 행하였다.

나의 경우, 최초의 단식 때부터 대단히 변이 잘 나오고, 특히 최초의 단식이 끝나서 5부죽 8일째에는 대량의 변이 배설되었다. 선생에게 보고한 즉 '숙변이 나왔어요. 정말로 좋은 배가 되어 왔어요. 이 단식은 성공이 틀림없어요'라고 보증을 받게 되어 참으로 기쁘게 생각했다.

그리고 두 번째의 단식 중에도 쭉 모래알 모양의 변이 계속하여 배설되었다. 최초의 단식이 끝날 때까지는 상당한 반응증상이 나타나 온종일 침대에 누워 있는 일도 있었지만, 그것도 2회째, 3회째가 되니 차차로 적어져서, 퇴원할 무렵에는 지금까지 경험한 적이 없는 상쾌한 기분으로 퇴원을 맞이할 수가 있었다.

그 후 컨디션이 너무 좋아서 피로를 쌓이게 하고, 또한 과식의 탓도 있었을 것이다. 맹장염에서 복막염을 일으켜 40일 정도 입원하지 않으면 안 되었었다. 이 때도 최초 백혈구의 수치가 오르지 않고, 또한 복막염을 일으키고 있는 데도 불구하고 배가 단단해지지 않아 담당 선생의 판단을 늦어지게 하였다. 나의 몸은 아직도 통상의 면역력을 갖고 있지 않는가 하고 생각하게 되었던 것이다.

그 후 약 2년간 가끔 1일단식을 사이에 두면서 불완전하기는 해도 소식에 유의해 오니 거의 열도 나오지 않게 되어 일상생활에는 아무런 지장 없이 지낼 수 있게까지 회복되어 왔다. 그러나 아무리 해도 일의 피로가 고이면 다시 증상이 나타나서 며칠 쉬는 일도 있었다.

어떻게든지 근치시킬 수 없는 것일까. 그러한 소원으로 이번에 두 번째의 입원이 되는 만성피로증후군 건강합숙에 참가하게 된 것이다.

▣ 두 번째 입원

1998년 4월 29일부터 7월 16일까지 79일간, 그 사이에 3일간의 단식을 4회 행하였다.

숙변의 배설이라고 하는 점에서는 이번에도 단식 중 꽤 많은 변이 계속하여 배설되었으며, 특히 두 번째 단식 중인 5월 23일에는 아침부터 일어서면 현기증이 일어나 선생에게 고한 즉, 숙변이 나올 전조라는 것이다. 그 날은 9회나 배변이 있었고, 그 후에는 기분이 상쾌했다. 그리고 단식 4회째의 최종일, 우측 하복부에 꽤 심한 통증이 있었고, 그 후 또다시 대량의 배변이 있었는데, 그 때까지 거기에 있었던 위화감이 소실되었다. 선생은 보고하기 전부터 내 배에 손을 대보자마자 '야, 나왔구나'라고 외쳤다. 과연 선생의 촉수에 놀랐다. 이와 같이 숙변이 나오는 전조라는 것을 확실히 알게 되었다.

초반에는 조금 움직이면 손발이 붓고 탈력감을 느끼는 일이 있었는데, 선생의 지시로 염분을 반으로 줄였더니 곧 소실되었다. 선생의 적절한 지시에 나는 또다시 감동하였다.

▣ 금후의 과제

2회의 입원을 통하여 여기까지 건강이 회복되게 되었는데, 남은 과제는 어떻게 하여 이것을 완치시키는가, 물론 그것은 자기 자신의 문제이지만, 아마 내 마음의 숙변이 없어질 때 그것이 내 병의 뿌리가 완전히 뽑혀지는 때일 것이다. 그럴려면 앞으로 좀 더 시간이 필요할지도 모른다.

그러나 선생이 늘 말하다시피 '상념(想念)'을 결코 잊지 않고, 서둘지 않고, 이 요법을 계속해 가려고 생각하고 있다. 선생과 만날 수 있었던 것, 참건강법과 만날 수 있었던 것을 일생의 재산이라고 생각하고, 나 혼자만 건강하게 되어도 행복은 얻을 수 없다는 기분이 들어 아이들에게만은 나와 같은 걱정을 시켜서는 안 된다고 가족이 다 함께 이 건강법을 실천해 가려고 생각하고 있다.

마지막으로 같은 병으로 고생하며 함께 단식생활을 보낸 합숙참가자 여러분들로부터 많은 격려를 받고 용기를 내게 해 주었습니다. 병원의 여러 종사원들에게도 많은 신세를 졌습니다. 참으로 감사합니다.

 **N·M 씨에 대한 코멘트**

N·M 씨도 이전에 코오다 의원에 입원했던 경험이 있고, 이 건강법으로 현저한 효과가 인정되었다고 하는 사실에서 이번의 건강합숙에는 자신과 희망에 가득 찬 심경으로 참가했던 것이다.

그러나 이 건강법을 가정에서 바르게 실행하는 것은 대단히 어려운 것으로 대부분의 사람들은 과식으로 실패한다든가 과로에 빠져서 건강상태를 나쁘게 한다든가 하여 CFS 극복에의 길은 좀처럼 열리지 않는 것이다.

N·M 씨도 그 중 한 사람으로, 이대로는 언제가 되면 CFS와 작별할 수 있겠는가? '날은 저물고 갈 길은 멀다'는 심경으로부터 빨리 벗어나고 싶다는 기분으로 이번 합숙에 참가한 것이다. 따라서 합숙 중의 일과는 착실하게 실행하여 오히려 기준을 상회할 정도로 모관운동이나 배복운동 등을 행하고 있었다.

그 보람이 있어서 대망의 숙변배설에도 성공하여 몰라볼 정도로 건강하게 되어서 퇴원할 수가 있었던 것이다.

금후는 과식을 될 수 있는 대로 삼가하고, 두 번 다시 숙변을 고이게 하지 않도록 주의해 주기를 염원하는 바이다.

부록

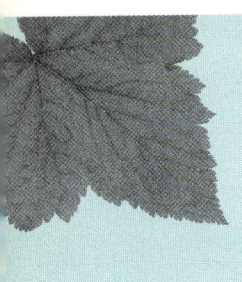
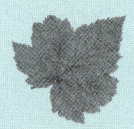

니시(西式) 건강법

6대법칙 도설

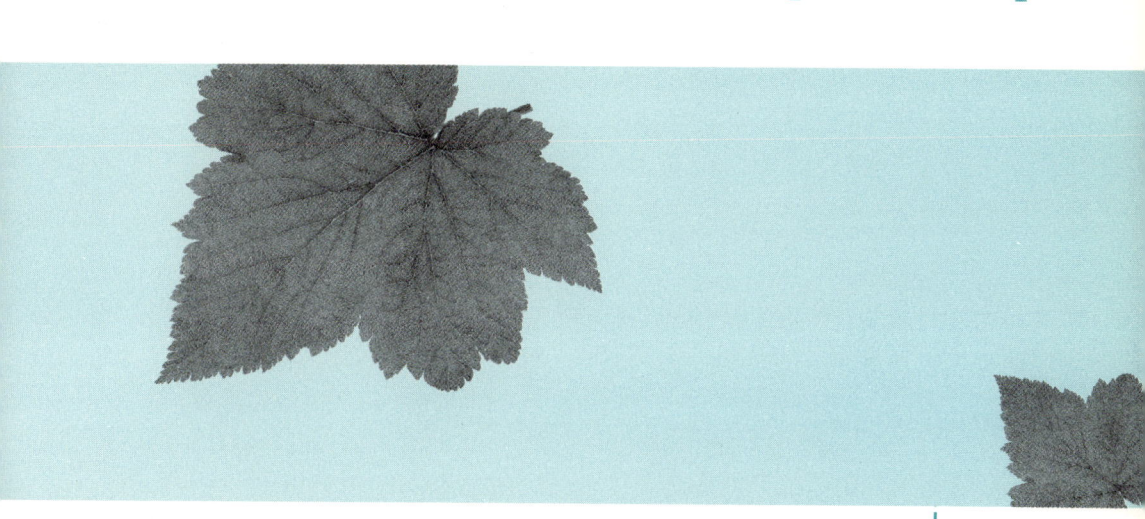

1. 평상침대
2. 경침
3. 금붕어운동
4. 모관운동
5. 합장합척운동
6. 배복운동의 준비운동
7. 배복운동의 본운동

부록 니시(西式)건강법 6대법칙 도설

▶ 니시(西式)건강법의 6대법칙
① 평상침대　　② 목침
③ 금붕어운동　　④ 모관운동
⑤ 합장합척운동　　⑥ 배복운동

1_평상침대

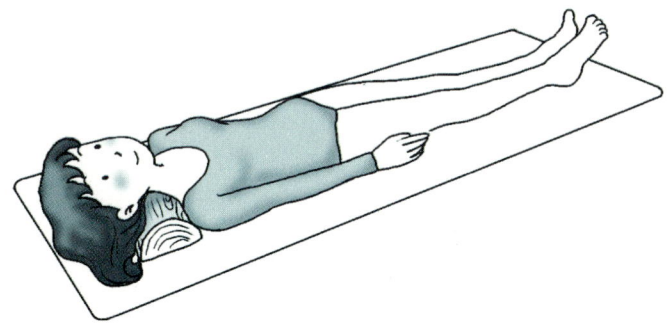

취침시 요 대신에 평상을 사용하여 누워자면 하루 중 7~8시간을 척주의 교정에 이용할 수 있으며, 숙달되면 오히려 깊이 잘 수 있다.

2_경침

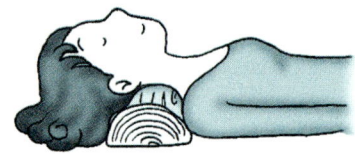

경침은 반달형의 목침이고, 반경은 본인의 약지 길이이다. 평상과 병용하여 특히 경추의 교정을 행한다.

3_금붕어운동

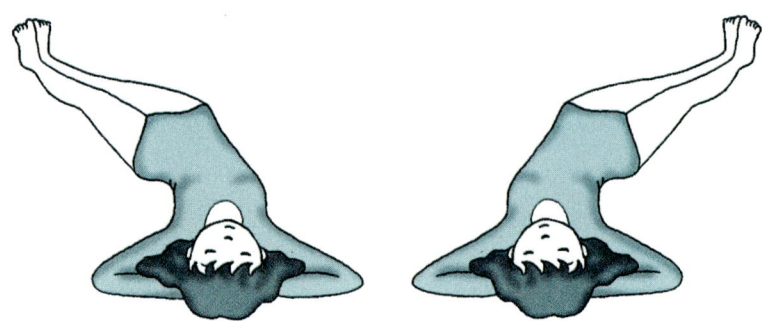

척주 좌우의 부정을 고치고, 혈액의 순환을 순조롭게 한다. 또한 내장 제기관에 미진동을 줌으로써 변비나 설사를 방지한다.

① 평상 위에 반듯이 눕고, 목 뒤로 양손을 낀다.
② 발목을 될 수 있는 대로 몸쪽으로 재낀다.
③ 물고기가 헤엄치는 것처럼 '<' 모양으로 몸을 좌우로 재빨리 흔든다.
- 아침 저녁으로 1회씩 각 1~2분 행한다.

4_모관운동

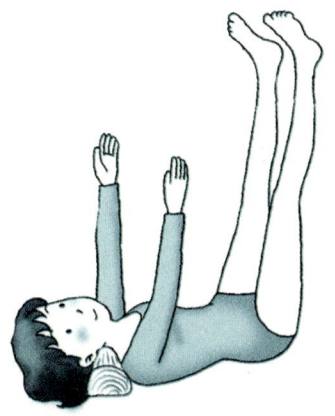

혈액순환의 원동력인 모세 혈관과 부혈행로(副血行路 : 글로오뮈)의 기능을 촉진하고, 아울러 신체 각 기관의 기능을 적당하게 자극한다.

① 수족을 몸과 직각이 되도록 수직으로 뻗고, 잔잔하게 흔든다.
② 손은 어깨넓이로 맞추고, 발바닥은 수평이 되도록 한다.
• 아침 저녁으로 1회씩 1~2분 행한다.

5_합장합척운동

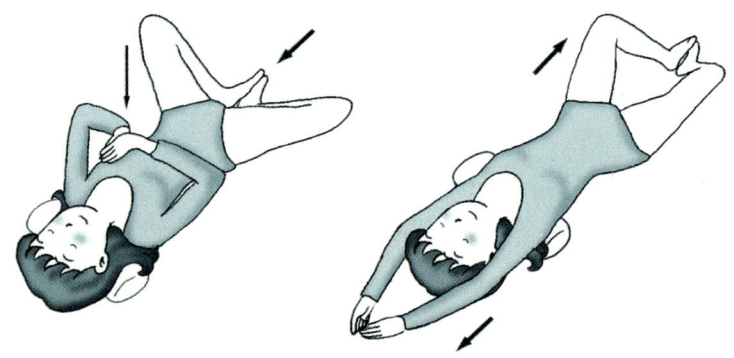

사지의 근육과 신경의 평형을 목적으로 하고 있다. 또한 골반저, 복부, 상퇴, 하퇴 등의 기능을 높이므로, 부인병의 예방, 회복을 빠르게 하고, 순상법이 된다.

① 반듯이 누워서 합장하고, 발바닥을 맞추어서 다리는 전후로 굴신하고, 손은 합장한 채 머리 위로 오르내리게 한다.
② 종료 후 합장, 다리를 당긴 채 2~3분 정지한다.
• 1회에 10~100회 전후 굴신한다.

6_배복운동의 준비운동

준비운동으로 신경근육을 가지런히 하고, 본운동으로 교감 신경과 부교감 신경을 완전히 작용하게 하여 생리기능을 바르게 한다.

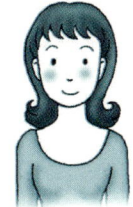
어깨를 동시에 위·아래로 움직인다.

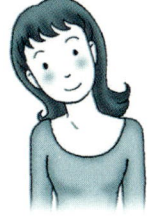
머리를 우로 굽힌다 (10회).

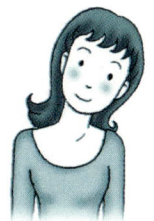
머리를 좌로 굽힌다 (10회).

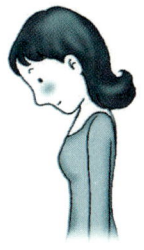
머리를 앞으로 굽힌다 (10회).
턱을 당기고, 가슴을 뒤로 젖히면서 머리를 뒤로 굽힌다(10회).

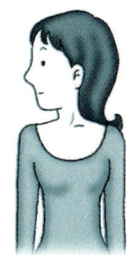
머리를 오른쪽 뒤로 돌린다(10회).
머리를 왼쪽 뒤로 돌린다(10회).

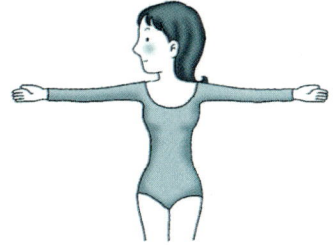
양팔을 수평으로 뻗고, 손바닥을 전방으로 향하게 하고, 머리를 좌우로 1회씩 돌린다.

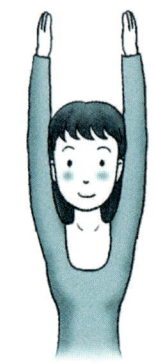 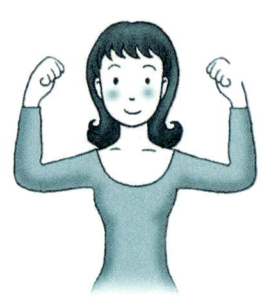 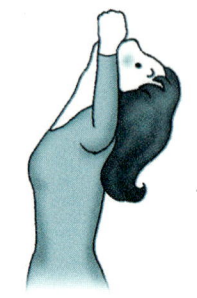

양팔을 위로 수직으로 뻗고, 머리를 좌우로 각 1회씩 돌린다.

왼쪽의 자세에서 엄지를 안으로 하여 꽉 쥐고, 그대로 어깨높이로 수평으로 한다.

왼쪽의 자세에서 팔을 쭉 뒤로 재낌과 동시에 머리를 뒤로 재끼고 턱을 위로 치켜올린다. 이상을 전부 1분간으로 행한다.

7_배복운동의 본운동

① 정좌하여 발 엄지를 겹치고 양무릎을 60도 정도 벌린다.
② 미저골을 중심으로 머리끝까지를 일직선으로 하고, 한 개의 막대

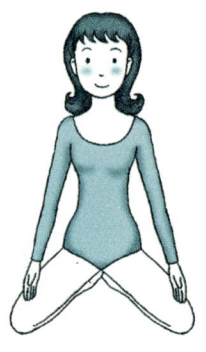 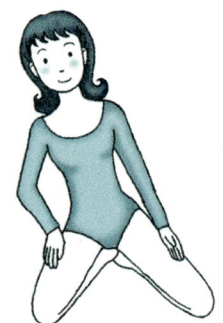 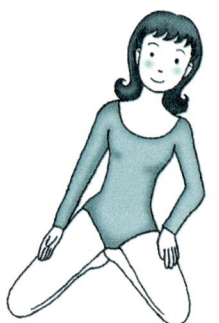

처럼 하여 좌우로 요진한다.
③ 기울었을 때에 배를 내밀고, 중심으로 돌아올 때에 힘을 빼는 요령으로 복부를 들어가게 한다.
- 왕복을 1회로 하고 1분간에 50~55회, 10분간에 500회가 표준

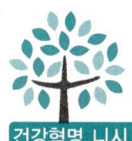

건강혁명 니시 건강시리즈 10

만성피로증후군
원인을 알면 극복이 보인다

2008년 7월 2일 초판1쇄 인쇄
2008년 7월 7일 초판1쇄 발행

원작 | 코오다 미쓰오
편역 | 김기준

펴낸이 | 장진혁
편집책임 | 이경자
디자인 | 신혜선
영업 | 황승주, 이용출, 김나경, 최재웅, 구자승
제작 | 류완규, 이광현
홍보마케팅 | 정종민, 이명화, 강은정

펴낸곳 | 형설라이프
주소 | 서울 종로구 필운동 285-5 1001호
전화 | (02)738-6055-6 (031)955-2361
팩스 | (02)738-6057
등록 | 제300-2007.98호, 2007.6.4
홈페이지 | www.hslife.co.kr

ISBN 978-89-92984-20-1 04510
ISBN 978-89-92984-10-2(세트)

잘못된 책은 서점에서 바꾸어 드립니다.

값 9,900원